LOCUS

LOCUS

LOCUS

LOCUS

Smile, please

Smile 147

經絡解密 卷二

強健體魄、延續生命的關鍵──大腸經 + 胃經

作者 沈邑穎

策畫 蕭菊貞

封面畫作 吳冠德

內頁插圖 小瓶仔

責任編輯 李濰美

美術設計 張士勇、許慈力

校對 余宛眞、蕭菊貞、沈邑穎

鄒牧帆、張薇馨、陳立山

出版者：大塊文化出版股份有限公司

台北市 105022 南京東路四段 25 號 11 樓

www.locuspublishing.com

讀者服務專線：0800-006689

TEL：（02）87123898　FAX：（02）87123897

郵撥帳號：18955675　戶名：大塊文化出版股份有限公司

法律顧問：董安丹律師、顧慕堯律師

版權所有　翻印必究

總經銷：大和書報圖書股份有限公司

地址：新北市新莊區五工五路 2 號

TEL：（02）89902588　FAX：（02）22901658

初版一刷：2018 年 4 月

初版五刷：2021 年 4 月

定價：新台幣 550 元

Printed in Taiwan

經絡解密

卷二

解密

強健體魄、延續生命的關鍵

大腸經 ＋ 胃經

沈邑穎 醫師

目錄

序曲：手足同名經的兄弟檔

在《經絡解密》系列書八卷中，多數是兩條表裡經在同一卷，惟有《卷二》是手足同名經的兄弟檔，同屬於陽明經的大腸經和胃經。

為什麼會這樣呢？

因為在人體之中，大腸經與胃經的特質是最陽光，肌肉最強健，四肢最靈活，也是直接面對人生挑戰的兩條陽經，它們同時出場，所展現出的正是在肺經甦醒之後，人體面對真實生活的生命力。

由於大腸經與胃經都屬於陽明經，所以我稱這兩條經為「陽明好兄弟」，依據經絡名稱和特質，又稱為「大胃王」，也表達出它們與消化系統的密切關係。胃口好能吃的人，身體就會強壯，才有拚搏的本錢與動機，所以大腸經與胃經也是十二經脈中最苦幹實幹的經絡系統。

愛拚才會贏的「大胃王」：陽明好兄弟！

每天清晨我們歷經純淨重生 → 儲備蓄勢 → 寅時出發的肺經甦醒三部曲之後，握著肺經這把打開人體奧祕的金鑰匙，推開經絡之門，第一個遇見的黃金組合就是大腸經與胃經這組陽明好兄弟，以其健美強壯的身軀，靈活矯健與充滿鬥志的行動派風格，開展一天的生活。

大腸經旺於卯時（上午 5-7 點），適合如廁，淨空腸道，有出才有入，為後續納食做準備。接下來胃經旺於辰時（上午 7-9 點），適合進食以

儲備一天活動所需的動力，此時也是一般人吃早餐的時間，現代營養學強調早餐是三餐之中最重要的一餐，要吃得像國王一樣，其實也隱含中醫的智慧喔！

大腸與胃都屬於消化系統。胃本身屬於上消化道，上消化道包括食物進入胃的管道，如口腔、咽喉、食道等。胃經還管理被飲食刺激的五官，如眼睛（視覺）、鼻部（嗅覺）、口腔（味覺）、耳部（聽覺）等，感受食物的色香味，才能促進食慾，幫助消化。

大腸本身屬於下消化道，一方面將食物營養物質做最後的吸收，另一方面將食物殘渣排出體外。此外，大腸經也會協助胃經管理面部五官。

人類的消化系統屬於管狀消化系統，具有口腔及肛門兩個口，胃經主管屬於消化道上口的口腔，大腸經主管屬於消化道下口的肛門。胃經讓食物水分從上口進入體內，大腸經將食物殘渣從下口排出體外。胃與大腸一進一出，合作無間，讓人體可以從食物中獲取營養，補充氣血津液，並且維持氣機的通暢。

在陰陽氣血屬性上，陽明是多氣多血，陽氣旺盛，還與個人生命存活及種族繁衍有關。

胃是陽明大哥，與脾相表裡，共同負責從食物中吸收營養，是人體的氣血生化之源，也是一個人的後天之本。《內經》還特別強調「人以胃氣為本」，因為胃是五臟六腑營養的來源，加上脾胃還主管全身肌肉

的營養以及四肢的活動，充足的營養會使體格健壯、反應敏捷，擁有更好的機會與能力來維繫個人生命與傳宗接代。

大腸是陽明小弟，與肺相表裡，除了直接管理排便之外，還協助肺主一身之氣，司呼吸，主皮毛，保衛人體免於邪氣侵襲（衛表），和水液代謝等功能。另外大腸也是人體氣機變化的重要推手，大腸經篇章中會詳述。

在經絡循行特性上，陽明主面，大腸經與胃經都循行於面部，且以全方位涵蓋方式，提供五官充足的氣血以發揮最佳機能。軀幹部分，陽明經走在人體陽面的前線，簡單說就是人體的正面。四肢方面，大腸經主要循行在手臂、肩膀和上背部，胃經主要循行在腿髀、膝蓋和足部1到4趾，這些部位其實是人類在身體前進移動時會用到的肌群和結構，由此可見陽明好兄弟對於人類文明發展的重要性。

一直以來，人們都有著改善生活、發揮創意的夢想，為達此目標努力不懈，這也是陽明好兄弟的信念，它們認為道路是人的腳走出來的，技術是人的手發展出來的，世界是人的肩膀承擔起來的，只要持續地努力拚搏，一定可以掙得一片天！愛拚才會贏！

陽明好兄弟所具備的高度企圖心，堅強的意志力，靈活的行動力，加上體格健壯，耳聰目明，都是人生勝利組必備的條件。

寫到這裡，腦中浮現雲門舞集林懷民先生早年的經典舞作《薪傳》，描繪台灣先民「柴船渡烏水，唐山過台灣」的〈渡海〉，大學時期前去

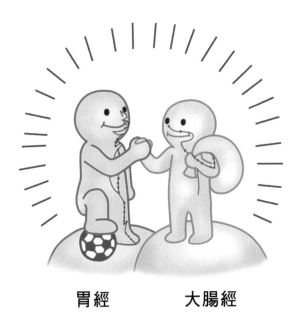

胃經　　　　大腸經

觀賞時，還感動到熱淚盈眶！陽明好兄弟就具有這種冒險犯難、勤奮拚搏的精神！

【大胃王】

依據經絡名稱和特性，本卷稱為「大胃王」實至名歸。

「大胃」取自大腸經與胃經第一個字所成，而且頗為契合消化的特色。那「王」又從何而來呢？

1. 鼻子是面部最高的器官，不管再塌的鼻子，都能突出於面部，具有崇高的地位，中醫特別尊稱鼻子為「面王」。大腸經與胃經都屬於陽明經，「陽明主面」，陽明經是面部的主要經絡，特別跟鼻子有關，當然也跟面「王」有關。

2. 王也可以念成興旺的「旺」，表示大胃兄弟氣血與肌肉都很旺盛，展現人體外在的結構特質。

3. 王也可以念成慾望的「望」，或者英文的WANT。「望」與「want」都代表慾望，呈現人體內在的心理特質。

「大胃王」既代表大腸經與胃經名稱和消化功能，也呈現它們在身體與心理層面的特質。

人體多麼精妙！在肺經甦醒之後，馬上啟動腸胃系統，開始一天充實的生活！

大腸經總論

大胃王之一：咬緊牙關，一肩挑起的人生

一提起大腸經，相信多數的民眾一定會想到它的消化或是排便功能，但也有好食之人跟我說，立刻想到的是大腸麵線；甚至還有病人問我，大腸經的功能和韓劇《大長今》有沒有關聯？

大長今是古代韓國的女醫，若硬要攀親帶故，大概只能說兩者都跟食物與療癒有關，當然大長今與大腸經的發音也相似，導致許多病友在診間聽到我們討論大腸經時，常會馬上出聲加入討論說：「《大長今》我也有看過喔！」

回到中醫十二經絡中的大腸經，除了涵括人體腹部大腸這個器官外，大腸經還連結牙齒與肩膀，所以它所執掌的不只是消化系統，還有咬緊牙關又一肩挑起責任的堅毅形象，當然也包含了情緒的承擔與抒發。

民間對於「腸子」的看法

與消化最直接相關的成語是「飢腸轆轆」，肚子餓到咕嚕咕嚕作響，以及暈車暈船過程中的「翻腸攪肚」。還有更多的俗語與消化無關，反而被借用來表示其他事物或心情，例如：

沈醫師是個性直爽、心直口快的「直腸子」，之前忙著寫經絡書，歷經「搜腸刮肚」、「索盡枯腸」的過程，終於出版了，期望給予讀者「盪氣迴腸」餘韻不絕的感受。以上舉例出現的腸子可都不是針對真正的腸

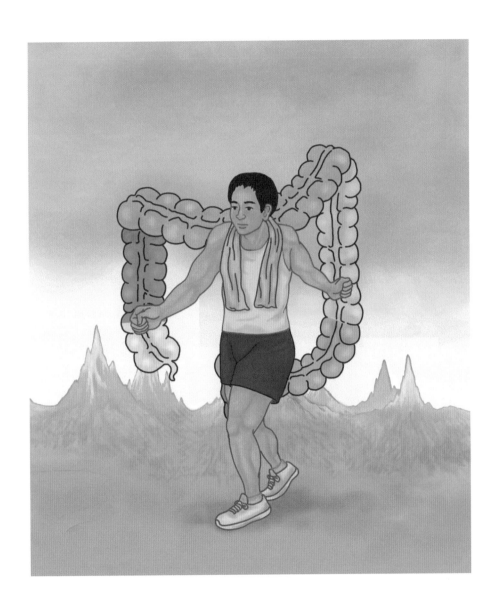

道喔！

此外，在感情世界中，還有無盡思念的「牽腸掛肚」，情傷之後的「柔腸寸斷」、「肝腸寸斷」等。此刻您會不會感到小小驚訝？原來我們在不知不覺中，已將腸子的概念擴充到個性和感受之中。

而這時中醫師會老神在在的跟各位說：「中醫早就明白這個道理了！」中醫看「腸」從來不侷限在「腸」，見腸非腸也。

中醫對於「大腸」的看法

中醫的臟腑觀念是五臟主藏，六腑主瀉，《內經》說：「五藏者，所以藏精神血氣魂魄者也。六府者，所以化水穀而行津液者也。」

肝、心、脾、肺、腎等五臟屬於內部組織充實的器官，負責儲藏人體重要的精氣，包括精神血氣魂魄，不能輕易瀉出，所以說五臟主藏，也因此在中醫古書中，「五臟」常寫作「五藏」，藏通臟。

胃、大腸、小腸、膽、三焦、膀胱等六腑屬於內部組織空腔器官，與人體的代謝有關，尤其食物在體內的消化、吸收、排泄過程，都是順著由上而下的步驟，一一通過六腑的空腔組織進行，因此中醫特別強調「六腑以通為用」的特性，氣機宜通宜降。由於六腑負責傳化物、化水穀而行津液，應該通降而不能留藏，所以說六腑主瀉。中醫古書中，府通腑。

大腸屬於六腑之一，當然也具有瀉而不藏、通降為和的特質。

《內經》稱大腸為：「傳導之官，變化出焉」，透過「泌糟粕，蒸津液」的功能，從小腸消化吸收之後傳送下來的化物，「蒸津液」是將有用的水份和養料再加以吸收，「泌糟粕」是將無用的糟粕變化為糞便，傳導至腸道，再排出體外。這個過程與現代醫學的觀念一致。

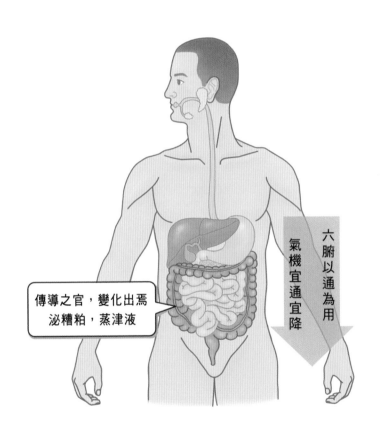

大腸功能示意圖

中醫觀察到大腸具有「傳導」與「變化」的觀點，相當有深意。

大腸身為消化道的最後一環，一般認為傳導可視為「傳而導之」，即「傳送且引導之」，類似輸送的過程，同時還帶有一股由上而下的推動力量，以確保大腸內的化物不會向上逆行，而是順應時勢向下順暢的運行，這對於排便是很重要的推動力量；「變化」即變而化之，表示Input（進）與Output（出）已是不同的東西，乍看頗有魔術變幻的概念。

依據現代醫學研究，動物的糞便中有四分之一是水分，其餘是蛋白質、多種維生素、無機物、脂肪、未消化的食物纖維、消化液殘餘、從腸道脫落的細胞和死掉的細菌等，堪稱「內容豐富」。從古至今，糞便一直是良好的肥料，現在有一些西方國家也開始使用糞便內的某些物質來治療疾病。其實早在明朝，李時珍所撰寫的《本草綱目》中，記錄搜集到的民間動物糞便藥多達五十餘種，部分藥品現代臨床仍在使用中。

從這裡可以看出，中醫並沒有貶抑大腸處理糟粕的功能，更不認為糞便是骯髒之物，而且覺察到糞便中含有許多營養物質，只是人體用不到，才將它排出體外，回歸大地，循環利用，滋養其他生命體，形成生命循環。人們取用大地的食物來滋養生命，又讓自己也承擔滋養生命體的功能，取之大地又回歸大地，因此中醫才會以「變化出焉」來讚嘆大腸把食物變成糞便，糞便又能滋養食物，這個宛如變魔術般的神奇功能。

逆轉「傳導之官」的思辨

我個人認為，以古人惜字如金的用詞特色，加上「變化」二字是何等的神妙，不會只是討論由食物變成糞便的過程而已。所以，我將「大腸者，傳導之官，變化出焉」試著用否定句方式改寫成「當大腸不傳導時，也無變化出焉。」反而看得比較清楚，意思是當大腸不傳導時，就無法產生變化，大腸功能的重要性馬上凸顯出來。

中醫向來非常重視大小便功能，也是門診時一定會詢問的重點。有些中醫科的新病友，剛開始被問到二便狀況時，常常面有難色，尷尬難答，因為覺得這是不潔淨的事情，既不注意也很難描述。

其實，二便嚴重失常在中醫是危急症，例如《內經》中，黃帝詢問如何以疾病的虛實狀況來決定死生。岐伯老師回答說：「五實死，五虛死。」

什麼是五實？脈盛，皮熱，腹脹，前後不通，悶瞀，屬於死證。
什麼是五虛？脈細，皮寒，氣少，泄利前後，飲食不入，屬於死證。

「前後不通」及「泄利前後」都是大小便嚴重失調的情況，「前後不通」是大小便都難出，使得體內無法排除邪氣，氣機阻滯，所以稱為實證；「泄利前後」是小便失禁，大便泄瀉，當然無法留住營養物質，正氣流失，所以稱為虛證。無論是邪氣不出或營養難留，皆是人體氣機

嚴重異常，都是病情危急的現象。

有憐憫之心的黃帝繼續追問，何種情況還有一線生機？

岐伯繼續說道：「漿粥入胃，泄注止，則虛者活；身汗，得後利，則實者活。」意思是五虛之證，若能開始進食，讓漿粥入到胃來補充營養，且能停止持續狂瀉現象，就有生機；五實之證，只要能出汗，且大小便通利，讓邪氣有出路，就有生機。所以只要邪有出路或營養能補給，人體的氣機就能正常運轉，當然就有活路。

現在的一些手術，如切除膽囊、結腸、盲腸等腸胃道手術，或婦女剖腹產過程，術中須麻醉讓腸胃暫停蠕動，醫學上稱為「麻痺性腸阻塞」。手術之後，放屁排氣是病患能否進食的重要指標，有排氣就能進食，身體才能開始恢復。這個概念與中醫相符。

《內經》還提到在疾病的傳變過程中，如果出現「大骨枯槁，大肉陷下，胸中氣滿，喘息不便」，也是疾病轉趨嚴重的徵兆，這些症狀常見於重大疾病後期，如癌末病人身上。臨床上病人因為氣血過於虛弱，大便無力解出或持續腹瀉，腹部卻是脹滿痛甚，無法進食而缺乏營養，整個人變得非常乾瘦瘻弱，只剩皮包骨的「大骨枯槁，大肉陷下」情況；由於腹脹，氣機難以下降，只能上逆而出現胸滿氣短喘促，精神疲倦，言語難續，通常預後都不佳，命在旦夕。醫師看在眼裡，十分不捨，卻

只能在心裡默默祝福。

另一方面，肺臟居於人體最高位，負責將外面的空氣吸入體內，腎臟居於人體最低位，主納氣；大腸位於肺與腎之間，也是人體最下方的關口之一，一旦大腸的氣機阻滯，無法通降，不僅阻礙肺腎之間氣機吸吐的活動，也會影響肺臟的肅降功能，而出現胸滿喘息、氣機嚴重上逆的現象。

大腸身為人體消化道的最下口，可以同時排出水分及糟粕。若大腸這個下口功能失常，例如大腸無法傳導而致便秘，下口封閉則上口難開、飲食難入，上消化道無法運作，脾胃就無生化之源，當然也就無法轉變精微物質為氣血津液，以供應身體生存所需。

食物轉換為精微物質，再變化為氣血津液，推動全身機能的過程應該就是《內經》所說的「變化出焉」，《內經》特別提醒這個過程需要大腸傳導才能完成。因此當大腸失去傳導之能，身體也無變化之機，這就是前面我們翻轉《內經》原文而成的「當大腸不傳導時，當然無變化出焉」概念。由此可見，大腸經的原穴合谷穴為何能具有強大的開通氣血能力，而且針感強烈，是中醫搶救時必用穴，而被列為回陽救急九針之一。

中醫對於「大腸經」的看法

介紹過大腸功能之後，讀者是否認為大腸經應該就是聯絡大腸的經絡系統吧！這樣說，也對，也不對。為什麼呢？

1. 大腸經在早期醫書稱為「齒脈」

現行的中醫聖經《黃帝內經》，並不是最早的中醫書，1973 年考古學家在湖南省長沙的馬王堆三號西漢古墓中，出土一批醫書，其中《足臂十一脈灸經》（簡稱《足臂本》）、《陰陽十一脈灸經》（簡稱《陰陽本》）兩書保留最原始的經脈內容，成書時間比《內經》早，被視為《內經》中經脈內容的祖本。

透過這兩本灸經，可以看到經脈系統由簡而繁的發展過程，多數的經脈名稱跟《內經‧靈樞》中的經脈都有連貫性，唯有《陰陽本》對於手三陽經的命名不同。請參閱下表。

經脈名稱	《足臂本》	《陰陽本》	《內經》
手陽明大腸經	臂陽明脈	齒 脈	大腸手陽明之脈
手少陽三焦經	臂少陽脈	耳 脈	三焦手少陽之脈
手太陽小腸經	臂泰陽脈	肩 脈	小腸手太陽之脈

在《陰陽本》中，手三陽經都是以其循行在頭面部位命名，因此大腸經稱為「齒脈」，三焦經稱為「耳脈」，小腸經稱為「肩脈」。在《內經》中，齒、耳及肩都是手三陽經循行所經的關鍵部位。

大腸經的前身「齒脈」，循行路線從手上行到面頰，入齒中，夾鼻，並沒有進到體腔。直到《內經》才有「大腸手陽明之脈」之名，且進入體腔，連結大腸與肺，循行路線明顯較為多元且深入。雖然如此，牙齒部位仍是大腸經脈系統的循行重點。

2. 認識中醫眼中的牙齒

齒脈的重心當然在牙齒。牙與齒兩字，日常生活中常常合用與混用。

一般認為「齒」的出現早於「牙」，因為字形上「齒」字比較接近牙齒的排列與模樣，一看就明白！也難怪《陰陽本》稱為「齒脈」，閩南語則用「嘴齒」一詞。

還記得小時候換牙，家中長輩會特別叮嚀，如果是下排牙齒就要扔到屋頂上，上排牙齒要丟到床下。原理是下牙扔到屋頂，如此牙齒就能向上長，上牙扔到床下，新牙就會向下長。小時候常常擔心自己小小的手，扔不到該去的地方，導致長不出新牙怎麼辦？所以有時就會請哥哥幫忙丟。幸好後來牙齒都順利長了出來，表示當年有將牙齒丟對地方喔。

成年後拔牙，牙醫師都會很體貼的將牙齒裝入袋中，讓我們帶回家

做紀念，牙齒的堅固特質，宛如鑽石般恆久遠，一顆永留存，算是很特別的生命紀念品。

牙齒對於人類而言，具有多重的意義與功能。我們且從演化過程開始介紹。

牙齒的臟腑特色：與肺、大腸關係密切

牙齒跟肺有關？讀者若已看過《經絡解密》卷一，就知道肺是初始經絡，司呼吸，主衛氣，很厲害。但是，肺怎麼會跟牙齒有關呢？

這個問題我問過許多人，也曾想了一些年，百思不解。後來讀到《我們的身體裡有一條魚》才找到線索。該書提到牙齒是皮膚發育過程中，內層與外層組織交互作用的結果。兩層組織互相靠近，產生組織摺疊，

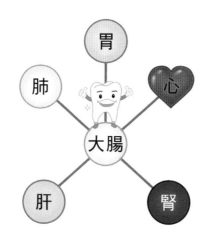

中醫眼中的牙齒與其他臟腑關係圖

分泌新的蛋白質，外層細胞分泌琺瑯質的先驅分子，內層組織形成牙齒內的齒質及髓質。不僅牙齒發育歷經這個過程，所有發育自皮膚內的構造，例如鱗片、毛髮、羽毛、汗腺，甚至乳腺，皆然。

　　而牙齒與大腸的關係也來自演化。早期的動物只有單一出入口，經由同一個開口進食與排泄，也就是說用嘴巴進食，也用嘴巴排便。隨著時間的進程，有些動物演化出腸道，將出入口分開，身體從一端進食，即是嘴巴，再從另一端排出食物消化後的殘渣，即是大腸。透過演化，消化道的上口「牙齒」與消化道的下口「大腸」，連結成同一系統。

　　看到這部分有關牙齒與演化的關係，讓我驚喜萬分！牙齒由皮膚細胞層的交互作用而來，肺主皮毛，加上牙齒與大腸連成同一系統，《內經》指出大腸經連結牙齒，透過牙齒這個中間人，肺與大腸兩者的連結關係部分來自於此！真是奇妙！這也正提醒我們，眼光要更寬更遠，才能一窺中醫奧秘。

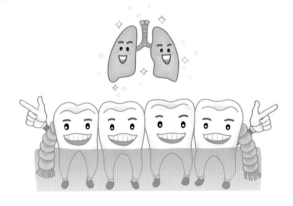

牙齒與肺及大腸關係密切

牙齒的結構特色：與腎主骨主髓的關係

牙齒和骨骼都是人體堅硬的結構。我們也可以從演化的角度來看牙齒與骨骼的關係，其中羥磷灰石是人體骨骼組織主要成分，質地非常堅硬，充滿在牙齒和骨骼之中。由於牙齒琺瑯質所含的羥磷灰石比骨骼還要高，讓牙齒成為人體最堅硬的結構。

在早期演化過程中，牙齒可以演變成為頭骨，例如甲胄魚是最早具有頭骨的物種之一，它的頭骨竟然類似牙齒的結構，有琺瑯質也有髓質。這使得牙齒從原先咬動物的功能，之後演化成硬骨，變成保護身體的器官，所以牙齒與骨骼關係相當密切。

中醫認為「腎主骨」，「骨為腎之餘」，骨頭的營養由腎提供，其功能當然也歸腎管理。中醫也發現牙齒結構堅硬與人體的骨頭結構類似，所以說「齒為骨之餘」，意指牙齒是骨頭的延伸，透過骨骼讓牙齒與腎而有了關聯。

牙齒是一個人出生後逐漸長出來的組織，就像植物「發芽」一樣，牙齒也在出生後逐漸「發牙」而出。腎為先天之本，主管一個人的先天體質，牙齒能否順利長出，與腎有關。先天體質良好的孩子，牙齒也會長得健壯，色微黃；體質較差的孩子，牙齒通常會長得小顆稀疏，顏色灰白或呈暗黃。

對於女性來說，生產是大事。俗語說，孕婦「生一個孩子，掉一顆

牙」。從中醫的角度來說，是非常可能發生的。

　　腎主骨主髓，也藏有人體最寶貴的物質「腎精」。腎精與血液可以互相轉換。如果人體的血液充足，過多的血液就會輸送到腎，轉為腎精儲存起來，就像將多餘的薪水轉入存款一樣。一旦人體血液缺乏，腎精就會轉換為血液，進入循環系統，就像提款出來使用一樣。

　　準媽媽在懷孕和產後哺乳過程中，提供自己的血液來養育孩子，此時需要高品質的養分來補充。如果營養補充不及，腎精就必須轉換為血液來救急。腎精持續輸出，導致匱乏，連帶影響腎所負責滋養的骨與髓也跟著失養，而出現腰痠腿軟，腦袋空空，記憶力下降，視力茫茫，牙齒鬆動的現象，難怪許多媽媽產後常常唭嘆自己老化得好快喔！

　　腎與牙齒的關係也會出現在一般人身上。《內經》提到男性的生理週期「五八，腎氣衰，髮墮齒槁」。五八相乘剛好四十，指出四十歲以上，人體進入由盛轉衰的階段，腎是第一個衰退的器官，會出現掉頭髮，牙齒枯槁，牙根動搖等老化徵兆。著名的唐朝詩人韓愈在弔祭姪子十二郎的文章中，提到自己「吾年未四十，而視茫茫，而髮蒼蒼，而齒牙動搖。」韓愈年未四十，已經出現腎虛的現象，我們透過隔空診病，判斷應該是耗神與用眼過度，才出現一派腎虛的現象。（腎主骨，主髓，腦內充滿腦髓，中醫腦為「髓海」，與腎臟關係密切。）

　　現代醫學逐漸發現牙齒與智力有關。研究顯示，牙周病患者容易導

致腦部神經退化，提高罹患阿茲海默症的機率。也有研究發現，咀嚼能有效防止記憶力衰退，因為咀嚼能促進腦部的血液循環，提高大腦功能。

另一方面，許多研究開始探討牙周病與骨質疏鬆之間的關聯。例如停經後婦女罹患骨質疏鬆症，下顎骨的骨質密度流失狀況及牙齒喪失數目都較多；牙周健康者，咬合力量遠高於全口無牙者，同時腰椎骨質密度也較全口無牙者高。證明了牙齒與骨骼的密切關係。

從這些角度來看，中醫師通常建議盡量保留真牙，不僅為了飲食方便，更為了護腎以維持良好的生活品質。

牙齒的功能特色：與胃主消化吸收的關係

牙齒最直接的功用就是吃東西，包括咬碎及咀嚼食物，為胃與腸做初步消化。

《內經》提到大腸小腸皆屬於胃，大腸經與胃經也都循行到牙齒，可見人體對於牙齒這個進食的第一道關口是非常重視的。

對於吃東西很快、狼吞虎嚥的人，我們都會提醒：「牙齒只長在嘴裡，胃裡面可沒有牙齒喔！」難怪這些人都會有胃脹氣的情況。

老人家隨著年齡增長，身體機能老化，牙齒也是其中之一。一旦牙齒崩壞，不僅無法咀嚼，加上對於食物的寒熱性質過度敏感，通常食慾及營養吸收都會出現大問題，所以俗語才說「牙齒若敗，胃腸就壞」。

現代人常用「打牙祭」來表示享用一頓與平常不同的豐盛菜餚。根據資料顯示，「牙祭」是指過去物資不豐厚的年代，工商業主對於店員、匠師、學徒等在農曆每月初二、十六各給予一次肉食。這個特殊的飲食觀念，流傳到現代這個物資豐富的年代，就成為「打牙祭」的說法。

　　還有一種牙齒與食物的關聯，就是「作牙」的習俗。據說是來自古代商場的習俗。過去的買賣介紹人被稱為「牙郎」、「牙儈」或「牽鉤仔」，而諸神之中，土地公特別照顧生意人，所以商人向牙郎們請客致謝，拜祭土地公等儀式，稱為「作牙」。我母親還保留這個習俗，以往固定在每個月農曆初二及十六都會「作牙」拜土地公，我們也就順便打打牙祭囉！

　　至於到了年尾的尾禡（音「尾牙」）意指在歲末農曆十二月十六日祭拜土地公的儀式，現在則變成公司行號老闆犒賞員工，吃好料、發獎金、摸大獎，令人血脈賁張的日子。可見「牙」在華人的心中，都與「吃」脫不了關係。

牙齒與爪的協同特色：與肝主筋膜的關係

　　牙齒對於動物來說，除了進食之外，還與攻擊、防禦有關。

　　對於多數動物而言，牙齒是武器。許多兇猛動物的牙齒都很尖銳，下顎有力。牙齒是一個固定結構，不能自己移動，撕咬的力量來自於肝，因為肝主筋膜（下面會說明），所以強力的咬合力部分來自於肝。大家可不要小看嘴巴裡這一些牙齒，它們的咬合力很驚人，據估計人類牙齒

的咬合力約在七十到一百公斤左右，國內外有些素人還能以牙齒拉動汽車。

大腸與肝的密切關係也呈現在經絡關係上，大腸經與肝經相通，所以在許多生理和病理狀況都會互相影響。

《內經》說：「肝者……其華在爪，其充在筋」，「爪」這個字本就兼指人類的指甲與動物的爪子之意。由於爪甲與筋膜都需要肝血的滋養才能靈活，因此中醫認為「爪為筋之餘」，就如同「骨為腎之餘」的概念。筋是連接關節的結構，可協助各個關節的運動。筋膜強健，人體的關節就有力且靈活。指爪既然是筋的延伸，當然也具有筋的活動力量。

動物在進食以及防禦時，通常都是以手爪握住食物或敵人，再用牙齒撕咬。現代人雖然使用餐具進食，有時也會以手握持食物直接送進口裡，例如吃麵包或啃玉米時。但人類互毆打架時，男性與女性就有點不同了。由於男性的肌肉筋骨較為結實，通常會以四肢及軀幹直接對打，但女性及小孩的肌肉筋骨力量不足，因此會配合以手指揪住頭髮或是牙齒撕咬來加強戰鬥力！

手爪與牙齒兩者功能合用，等同於大腸經結合肝經，就成為「爪牙」一詞。看到「爪牙」一詞，讀者可能稍皺眉頭，因為以現代觀點來看帶有負面的意思，多指壞人的黨羽、幫凶等，讓人觀感不佳。

其實就前面所述，爪與牙只是動物生存的武器而已，並無好壞之別。

聰明的古人見識到爪牙的能耐，將之轉為武力的象徵。中醫認為肝為將軍之官，專門帶兵打仗，爪牙又是武器，將軍與武器根本就是如魚得水，因此將爪牙延伸為「得力的武將」。後來又從武將擴大為一般的輔佐之臣、幫手等等。當然，有錢有勢者才有能力及需求豢養爪牙，但權力總是令人腐敗，這些爪牙常仗著主子的勢力，胡作非為，才導致此詞蒙上負面的色彩。

牙齒是武力的象徵，古代軍營的將帥大旗，旗竿上常以象牙為飾，稱為「牙旗」，以展現軍威，出兵時也會祭拜軍旗，祈求旗開得勝，謂之「禡牙」！除了軍隊之外，民間也製作各種獸牙形狀的牙旗來標示自己的領地或族群。

綜合以上的介紹，可見牙齒代表著力量，而這個力量除了來自牙齒本身的堅固結構之外，還與肝所提供的助力有關。

牙齒與心臟也有關聯

心肌梗塞是現代人聞之色變的無形殺手，但它其實是有一些前兆的，例如持續難癒的牙痛，就被稱為「心源性牙痛」。據現代研究，部分心肌梗塞死亡的人，冠狀動脈血栓裡有許多牙周病菌，其基因排列和口腔的牙周病菌相同，證明了牙周病與心血管疾病的關係。

由於心臟神經的分布特色，從鼻子以下到肚臍以上部位的疼痛都可能跟心臟有關，而心肌梗塞會出現從腹部、胸口、左肩到後背膏肓的疼

痛，嚴重者還牽引到下巴及牙齒。從經絡的角度來看，這條從鼻子以下到肚臍以上部位的疼痛路線，正好都是心經經絡系統所經部位，中醫也據此掌握牙齒與心臟疾病的關係，可以提早給予治療。

另外，中醫理論中，心為君主之官，主管神志。人在一些特定情緒的表現也與牙齒有關，例如氣憤時的「咬牙切齒」，開心時的「露齒而笑」等。

口腔與全身健康息息相關

日本顎咬合學會在《0~100歲都需要的咀嚼力》一書中，直接點出「牙齒健康、咬合好，遠離腰痛、肥胖、失智，心臟病」。書中提到，世界衛生組織以「口腔健康為全身健康之本」為口號，目的在提醒世人口腔疾病和全身健康息息相關，不應僅被視為「局部的小問題」。國內外皆有研究指出，口腔健康狀況和全身系統性疾病相關，例如：口咽是細菌容易聚集與繁殖的地方，也是吸入性肺炎的主要原因；牙周病會提高罹患癌症、心臟病、糖尿病的風險，也會誘發風濕性關節炎，甚至提高孕婦早產的機率等。這些內容都與中醫觀點不謀而合。

由於牙齒的特性，我們的文化中還延伸出不少與牙齒有關的成語及俗語，例如：

表達情緒的「咬牙切齒，以牙還牙，張牙舞爪，呲牙咧嘴，令人不齒，狗嘴吐不出象牙」等，這種強烈的情緒主要與心、肝有關，因為心主神

志，肝主怒。

　　表達胃口的「齒頰留香」，與胃有關。表達年齡的「馬齒徒長，沒齒難忘」。齒為骨之餘，與腎相關，腎主先天之本，與人的壽命長短有關，因此這裡的齒代表年齡。現代醫學也證明，牙齒數目越多，人越長壽。

　　表達外貌的「唇紅齒白，明眸皓齒」。肺主皮毛，重視外貌，與肺有關。

　　表達關係的「唇齒相依，唇亡齒寒」。脾開竅於唇，胃經也循行於齒，表達大腸與脾胃之間緊密的合作關係。

　　表達能力狀態的「咬緊牙關，難於啟齒，何足掛齒，伶牙俐齒」，與大腸經本身循行路線有關。

3. 牙齒與大腸經的關係

　　大腸經從《陰陽本》的「齒脈」到《內經》的「大腸手陽明之脈」，其間歷經很大的跳躍。猜想隨著醫療經驗的累積，《內經》的作者們將原先只行走在手臂和面部的齒脈，延伸連結到大腸與肺這兩個相表裡的臟腑，並加上手足與陰陽關係，變成更完整的經脈系統。

　　前面介紹過，演化過程中，牙齒與大腸被連結成同一個消化系統，所以《陰陽本》的齒脈可以視為記錄早期動物的單口狀態，當出現雙口，牙齒連結大腸之後，齒脈也跟著延伸至體腔連結大腸，大腸經由此而生。

4. 大腸經與肺經的表裡關係

　　大腸和肺成為表裡臟腑的原因，除了演化過程中，經由牙齒來連結之外，還來自於中醫的臟腑理論。

　　臟腑理論中，五臟六腑在表裡關係方面以「臟」為主導，因此有五對主要的表裡關係。

　　在卷一〈經絡啟航〉中曾介紹，經絡系統為五臟六腑建立表裡關係（p.72），其中臟腑位於相臨近位置，如肝與膽，脾與胃，腎與膀胱，這三對屬於「近水樓台先得月」型，位置接近，功能相輔相成，很容易就建立表裡關係。剩下心肺以及大小腸尚未配對。該如何分配成對呢？以下純屬個人見解。

　　我們先從心臟來看。心主血，小腸為主要吸收營養物質的地方，這些精微物質是製血的材料，從此關係來看，心的表裡夥伴首選小腸。

　　從肺臟來看，肺身為五臟六腑之長，攸關生命的始與終，因此只要與維持生命有關的事項，都在肺的管轄範圍之內。但肺經為何會選大腸經為表裡經呢？

　　人體維生的兩大主軸：呼吸空氣與吃進食物，而且都具有「進」與「出」的特質，亦即空氣與食物皆由體外進入體內，經過人體使用之後，再將無用的部分排出體外。肺主一身之氣，掌管呼吸氣機的進與出，與上述特質相符，所以才能成為維生物質的掌控者。

以下為肺與大腸掌管空氣及食物在體內進出的特質。

在空氣方面：肺司呼吸，透過宣發與肅降功能來調節氣機。腎主納氣，氣的吸入要能下達於腎，肺的肅降功能也參與其中；氣的排出重點在肺，以肺的宣發功能為主，將氣排出體外。

大腸屬於六腑之一，腑的氣機以下降為和。大腸是身體的下口，負責排出糟粕，氣機更是必須下降，「逆流而上」可會嚇壞人。而大腸腑氣是推動糟粕排出體外的主要動力。大腸這個向外排出的特質與肺排出氣體的特質接近，兩者相輔相成，大腸腑氣順暢，肺的氣機也能順利下降至腎。反過來說，肺的宣發肅降功能也有助於大腸腑氣的通暢，因此肺與大腸建立了合作關係。

在飲食方面：早期單細胞生物，呼吸與攝食同步，然後逐漸進化為呼吸與攝食分流。攝食內容包括固體食物與流質水飲，它們進入消化系統，經過消化吸收之後，殘渣從大腸排出，剩水從膀胱排出。依據中醫理論，肺能通調水道下輸膀胱，同理可推，肺也能協助糟粕下輸至大腸。因此肺與大腸再度形成夥伴關係。

臨床上，中醫在治療一些呼吸道疾病時，如果病人兼有便秘，通常便秘改善，呼吸疾病也會跟著改善。嚴重的咳嗽氣喘，氣機上逆而難下

時，即使沒有便秘，中醫師還是會配合使用通便藥，透過通降大腸腑氣來協助肺的氣機下降。另一方面，長期大便秘結的病人，中醫師也會加用肺經藥，協助通降大腸腑氣。

有些中藥可以同時作用在肺和大腸，例如杏仁就是體現大腸與肺表裡關係的代表。杏仁色白，入肺經與大腸經，功能止咳平喘，潤腸通便。所以日後讀者去看中醫時，若發現治療便秘藥方有杏仁，治療咳喘也有杏仁時，就可以跟醫師說：「我知道肺與大腸相表裡喔！」讓您的醫師驚喜一下！

中醫觀察到前述演化過程中，牙齒與肺跟大腸相連結，再加上中醫臟腑理論中大腸與肺有著表裡關係，齒脈就此脫胎換骨成為大腸經囉！

中醫對於「手陽明經」的看法

大腸經屬於手陽明經，它的特色是什麼呢？

第一個特色如《內經》所說「陽明常多氣多血」，是氣血最旺盛的經絡。手陽明是大腸經，足陽明是胃經，胃與大腸都與消化飲食水穀、吸收精微物質有關，算是第一線吸收營養的器官，氣血自然非常充沛。

第二個特色是經絡循行都走在人體的陽面前線，也就是正面之意，而且都是肌肉最豐厚的部位，手陽明經循行當然以手部為主。

第三個特色是「陽明主面」,這個特色是建立在前面兩個特色的基礎上。人的面部五官需要最佳營養,才能發揮視覺、嗅覺、聽覺及味覺等功能,陽明走在人體正面,又能提供充足的氣血,所以面部的主要捍衛者就是陽明經囉!

從齒脈發展到手陽明大腸經,這一段歷程標誌著中醫對於人體更全面的了解,提供臨床上診斷及治療上非常寶貴的指引。

大腸經與其他經絡臟腑的關係

在牙齒概念中,介紹過它與肺、腎、胃、肝和心等臟腑關係密切。這些臟腑也與大腸有著良好的互動關係,請參閱下圖。

大腸經與其他經絡臟腑關係圖

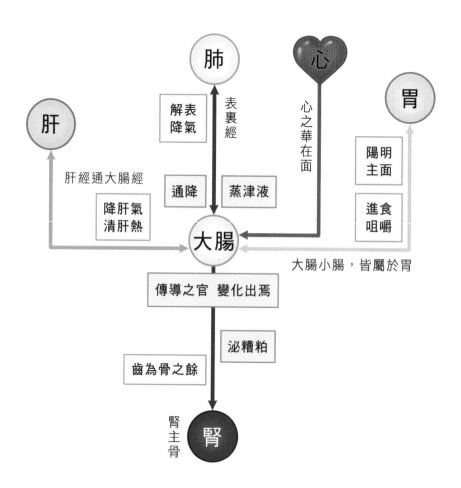

與肺的關係

大腸與肺相表裡，關係最接近。由於肺為嬌臟，只出嘴巴跟手指頭，實際工作還需其他臟腑來執行，大腸就首當其衝。肺是大腸的老闆，大腸為肺執行許多需要「拋頭露面」的業務，大腸經的穴位也非常擅長治療肺經系統疾病，如：

肺主表，為人體面對外邪侵襲的第一道防線，合谷穴是治療外感病的要穴；肺主皮毛，曲池穴善於治療皮膚熱癢疾病，透過發散大腸熱來解肺熱；肺開竅於鼻，但肺經循行未到鼻部，大腸經特地循行到鼻，助肺治療鼻病；肺具有向上升發、向下肅降的功能，前面提過大腸屬腑，氣機以下降為順，大腸腑氣有助於肺的肅降功能；大腸經筋循行在上背部，為肺提供實質的保護。

大腸與肺的關係還可以從水生動物身上看出來。

一般水生動物是以鰓呼吸，藉由擴散作用和水進行氣體交換。比較特別的是泥鰍，平常用鰓呼吸，當水中氧氣缺乏時，會暫時把腸子做為呼吸器官。您看，這與中醫的肺與大腸相表裡理論有異曲同工之妙。

與腎的關係

除了腎主骨、齒為骨之餘的關係，中醫認為腎主管人體下部的前陰與後陰部位，亦即尿道和肛門，當然也統管大便及小便，所以大腸排便功能也受腎的管轄。

與胃的關係

由於大腸小腸皆屬於胃，胃也可以視為大腸的第二個老闆，但是胃不像肺只負責指揮，動口不動手，大腸與胃是「大胃王陽明好兄弟」，是具有深厚「革命情感」的工作團隊，實際執行食物的消化與吸收，面對困難，一起解決。細節會在後續內容介紹。

與肝的關係

前面說過，大腸經與肝經是通經關係（讀者若想進一步了解通經關係，可參閱《醫道精要》p.52-61），兩經宛如拜把兄弟般關係非常密切，生理和病理上都會互相影響，也可以互相治療。例如肝火過旺會導致大腸熱盛而便秘，便秘也會導致肝火上升，大腸經的曲池穴既可以清大腸與肝熱，降大腸與肝氣，一舉兩得。

在《卷一》介紹過大腸經與肝經有一個非常特殊的合作關係：「合谷太衝開四關」，原意是用來治療「寒熱痹痛」，亦即筋骨關節的各類疼痛。後世醫者雖然對於「四關」有諸多不同見解，但都認同合谷穴配太衝穴可以快速疏通身體的陰陽氣血運行。

這兩穴為何如此好用呢？

除了演化過程中的對位關係之外，臟腑與經絡屬性也是關鍵。

大腸屬於六腑，氣機以下降為和。大腸經為陽經，是多氣多血的陽明經，氣血非常充盈，它還可憑藉肺臟主一身之氣的力量，在體內快速運行，以提供組織器官的養分。

肝臟屬於五臟，具有獨特的氣血特性。在氣機方面，肝臟五行屬木，具有樹木和樹枝向外、向上生長伸展的特質，肝臟能打開人體的氣機，讓氣機宛如樹枝般的向外、向上開展，中醫稱此功能為「疏泄」與「條達」，以避免氣機的鬱滯而影響身體機能。在血液方面，肝主藏血，當人躺下休息時，血液就會回到肝臟進行淨化與修復，之後再交給肺來運用。肝經為陰經，屬於具有強大行氣活血能力的厥陰經。

充盈的氣血加上強大的推動能力，當然能快速推動全身陰陽氣血運行，這就是大腸經與肝經超強能力的秘密。合谷穴是大腸經的代表穴，性質屬陽，但因應大腸腑的特質，能讓而氣機下降；太衝穴是肝經的代表穴，性質屬陰，但因應肝臟的特質，能讓而氣機上升。兩穴合用，一陰一陽，一升一降，調節氣血，當然具有強大的行氣活血能力囉！

與心的關係

「陽明主面」主要與面部肌肉豐厚度和活動靈活度有關。然而中醫理論說「心之華在面」，心臟機能會呈現在面部，面部表情也會洩漏心裡的想法，所以心臟才是面部的主要掌管者。既然心與面部關係如此密切，心經經別就特別「上走喉嚨，出於面，合目內眥」，實際上循行至整個面部，與大腸經及胃經都建立合作關係。

以上是大腸經與其他經絡臟腑的關係。中醫雖是古老的醫學體系，同時也是早熟而完備的體系，明確闡述了人體的生理與病理機能。例如，台灣近年好發癌症首位的大腸癌，由於血液循環的關係，最容易轉移到

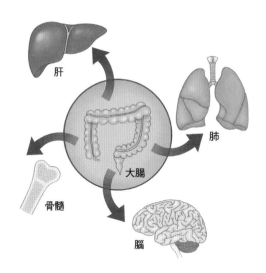

大腸癌易侵入的部位

肝臟、肺臟、腦及骨骼。是不是與前面所討論的內容不謀而合？

咬緊牙關，一肩挑起的大腸經

　　大腸經主要循行部位除了牙齒之外，還有我們常用來挑負東西的肩膀部位，也是電視劇中小孫子會幫阿嬤捶肩背的位置。大腸經身為第二條經絡，又與嬌嫩的肺臟相表裡，兩人有時宛如夫妻關係。

　　肺經娘家家大業大，管理的事務既多且重要，大腸經丈夫所需承擔的責任可想而知。堅毅的大腸經責無旁貸，既要呵護嬌嫩的肺，還要使命必達，只好咬緊牙關，一肩挑起所有的責任，完全是一個護家的新好

男人形象，但表面風光之下的辛苦無人知。

　　既然提到手陽明大腸經，也順便說說手三陽經的特殊命運。

　　在《卷一》中提過，手三陽經雖然通過腹部的大腸、小腸，甚至胸腹部的上中下三焦部位，但都配合心、心包、肺而命名為手經，且病候中也比較少見大小腸、三焦實質的臟腑功能異常，多數仍以經絡循行所過部位的病變為主。

　　為什麼會這樣呢？

　　這是因為與它們相表裡的三條陰經太厲害了！它們主要連結生命的中樞：心與肺，中醫稱心肺為人體的父母，其尊崇地位可見一斑！大腸與小腸比較像是肺跟心的下屬，它們的功能還是由心肺來主導，所以在病候上沒有機會凸顯自己的特色，而由五臟的經絡來呈現，譬如大小便的異常症狀出現在脾經與肝經病候之中。

　　但足部六條經絡就不一樣囉！由於所連接的臟腑彼此之間的地位與功能比較平等，而且相表裡的肝膽、脾胃、腎胱幾乎都可視作自家人，彼此不分你我，所以各條經絡就盡展所能，病候中也會出現與自己的有關症狀。

　　一旦走進經絡的世界，真的會不得不讚嘆人體這個小宇宙的設計和運行，真是太精細太奧妙了！

　　以下是大腸經四大系統捷運圖和經絡圖。

大腸經四大系統循行簡圖（捷運圖）

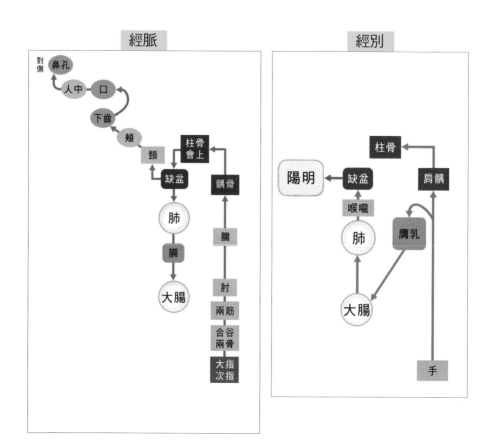

經脈

對側
鼻孔 — 人中 — 口
下齒 — 頰 — 頸 — 柱骨會上 — 缺盆 — 肺 — 膈 — 大腸
髃骨 — 臑 — 肘 — 兩筋 — 合谷兩骨 — 大指次指

經別

陽明 — 缺盆 — 喉嚨 — 肺 — 大腸
柱骨 — 肩髃 — 膺乳 — 手

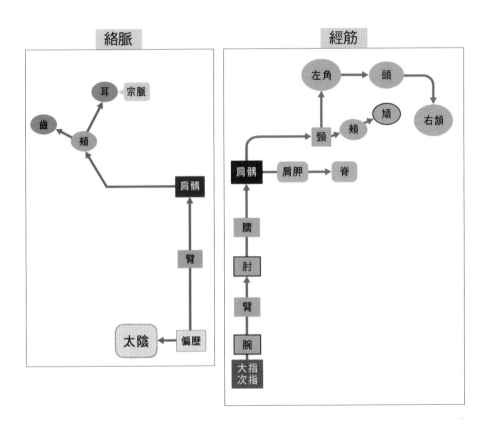

絡脈

耳　宗脈

齒　頰

肩髃

臂

太陰 ← 偏歷

經筋

左角 → 頭

頸　頰　頄

右頷

肩髃　肩胛 → 脊

臑

肘

臂

腕

大指
次指

在《卷一》出版後，有讀者詢問：「身體兩邊的經絡怎麼不一樣？」原來是看了經絡圖及捷運圖都只畫在身體單側，以為兩邊不一樣。

在此特別說明：

理論上，身體兩邊的經絡系統幾乎都一樣。

只是本書為了讓讀者容易了解，在人體右側畫上經筋的循行圖及捷運圖，在人體左側畫上經脈、經別和絡脈的循行圖及捷運圖。

大腸經四大系統經絡圖

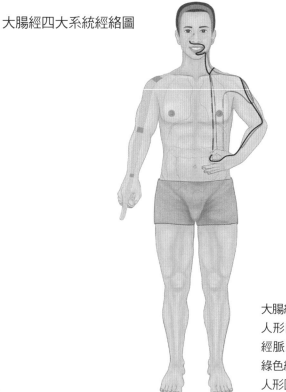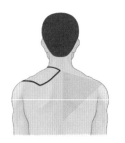

大腸經經絡系統包含：
人形圖右邊有三路線，黑色線條為經脈系統，藍色線條為經別系統，綠色線條為絡脈系統。
人形圖左邊的藍色色塊為經筋系統。

大腸經
四大系統

一、大腸手陽明之脈（經脈）

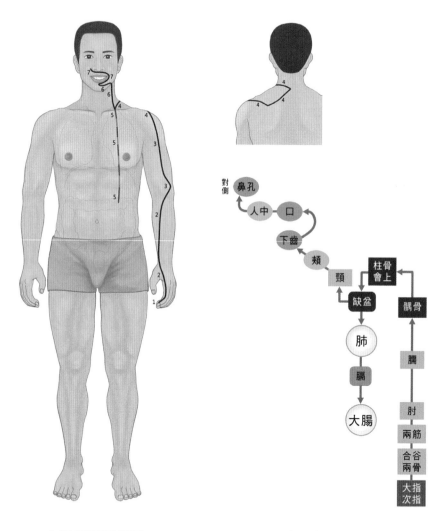

大腸經脈循行圖　　　　　　大腸經脈捷運圖

手陽明大腸經──循行特色

大腸經脈（大腸經四大系統中的經脈、經別、絡脈、經筋，於本章中簡稱大腸經脈、大腸經別、大腸絡脈、大腸經筋）的循行路線可以分為路線 1 至 4 的上肢部，路線 5 的胸腹部，路線 6 至 7 的頭面部三部分。

大腸經脈 《內經》原文	說　明
7. 還出挾口，交人中—左之右，右之左，上挾鼻孔	再從下齒出來，夾行在口唇邊 左右兩條經脈在人中穴處交錯，亦即左脈走到右邊面頰，右脈走到左邊面頰，再向上夾行在鼻孔邊的鼻翼。本經在鼻翼與足陽明胃經交接
6. 其支者，從缺盆上頸，貫頰，入下齒中	有條支脈，從缺盆部向上走到頸部，貫通面頰，進到下齒中
5. 下入缺盆，絡肺，下膈，屬大腸	向前下方進入缺盆部，聯絡與本經相表裡的肺臟，向下貫穿橫膈膜，到達本經所屬的大腸腑
4. 出髃骨之前廉，上出於柱骨之會上	再從肩峰前緣走出來，向上沿著肩膀，抵達頸椎，與所有陽經會合於大椎穴
3. 入肘外廉，上臑外前廉，上肩	進入肘關節外側，沿著上臂外側前緣，上行至肩部
2. 出合谷兩骨之間，上入兩筋之中，循臂上廉	通過拇指與食指兩個掌骨之間的虎口，向上進入腕關節兩筋之間凹陷處，再循著手臂陽面前線上行
1. 起於大指次指之端，循指上廉	起始於食指的末梢，沿著食指陽面上行

表格說明：
1. 編號代表經脈流動的方向和順序。
2. 粉色區塊代表循行在體腔內，白色區塊代表循行在四肢及頭面部位。

手陽明大腸經經脈循行規律表		
1. 手經	循行的方向	□ 手陰經：從胸腹 → 手 ■ 手陽經：從手經胸腹 → 頭面
2. 陽明經	分布的位置	■ 陽明經：上肢陽面的前線 □ 少陽經：上肢陽面的中線 □ 太陽經：上肢陽面的後線
3. 大腸經	連結的臟腑	■ 表裡：大腸及肺
4. 起止點	經脈起止點	■ 食指 → 鼻孔

1. 上肢部的「向前看齊專線」

想了解大腸經脈在上肢的走向位置，有個簡單又有趣的方法。熟齡的讀者應該還記得，在早期學生時代每天早上都有朝會，全校師生必須抵達操場排好隊伍，當要整隊時司儀會喊出「向前看齊」，於是所有同學就將手臂抬高與肩平，手掌打開，手指併攏，掌心相對，與前方同學保持距離，隊伍才會整齊劃一。

這個向前看齊的動作，其實就明白告訴了我們大腸經經脈在上肢部的循行路線，所以這路徑就稱為「向前看齊專線」（路線1-4）。

大腸經起於食指，向上經過腕、肘關節到肩膀前方，剛好就是向前看齊時，手臂上方的路線，因此「向前看齊」，一眼望去，正是大腸經在手臂的循行路線。

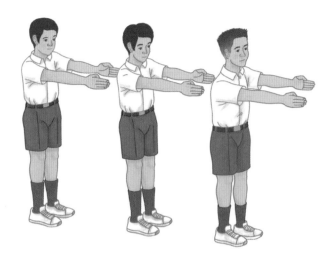

朝會的向前看齊圖

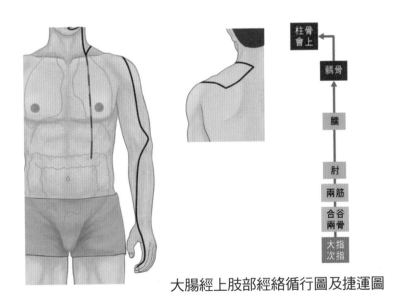

大腸經上肢部經絡循行圖及捷運圖

肺經在食指交棒給大腸經，所以「向前看齊專線」的大腸經脈起於食指末梢，沿著食指與拇指之間的虎口部位，通過腕關節，繼續順著手臂陽面的前線，經過肘關節，一路上到肩關節，然後轉往上背部，抵達頸椎與胸椎交接的大椎穴上，再向下進入缺盆。

陽明經多氣多血，大腸經從腕關節到肩關節之間，都走在手臂陽面的前側，屬於人體活動最頻繁、也是肌肉最豐厚的部位，每個部位都有屬於自己的強項功能與故事，請聽我慢慢道來。

⚷ 解密：食指在東西方文化的故事

大腸經脈起於食指，這個指頭來頭可不小喔！

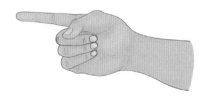

在西方文化中，食指稱為 forefinger 或 index finger / pointer finger。

forefinger 意為前方的指頭，手指為了能抓握東西，讓拇指與其他四指分開。以排列位置來看，食指是這四指的「排頭」；就功能來看，光以食指與拇指合作就能完成許多工作，因此食指就成為這四指的班長，名副其實的 forefinger。

至於 index finger / pointer finger 意為指示的指頭，食指可用來指示方向。但是若用食指來指向某人要小心，很容易出問題，譬如現代人常說「指著鼻子罵人」，五指之中可以用來指向對方鼻子的也只有食指，可

見以食指指向人時通常帶有訓斥的意味，因此在某些文化以食指指人是非常不禮貌的行為，現代社會也普遍接納這個觀點，盡量避免這種行為，以防造成不必要的衝突。

而在中國文化中，「食指」就字意來看，直接與飲食相關。

春秋時代的《左傳》記載：「楚人獻黿於鄭靈公，公子宋與子家將見，子公之食指動。」公子宋依據自己過去的經驗，平時只要「食指大動」時，就預示著有口福，可以吃到美味的食物。因此，公子宋的食指就代表著食慾，現代人也常用食指去沾蛋糕點心來品嚐，「食指」與食慾的關係自古至今皆然。

與食指有關的俗語還包括「染指垂涎」及「食指浩繁」。

「染指」一詞延續前面的《左傳》故事，「及食大夫黿，召子公而弗與也。子公怒，染指於鼎，嘗之而出。」可憐的公子宋食指大動之後，原本期待有頓豐盛美食，想不到主人不願與他分享。公子宋希望落空，惱羞成怒，竟然將自己的食指直接浸入湯鍋中，沾汁品嚐。這對於主人及其他賓客是多難堪的舉動啊！後人就以「染指」來形容想要介入某件事情以獲取非分利益的行為。「染指垂涎」則是加強版，染指的同時還流口水，更顯得貪求心切。

古時候是以手指來計算人口數，食指更能貼切表達出家中嗷嗷待哺的人，「食指浩繁」用來形容家裡需要撫養的人口眾多，家計負擔很重。

🔑 解密：大腸經的菁英部位——虎口到腕關節

大腸經循著食指，走到「合谷兩骨之間，上入兩筋之中」，這段路線就是從虎口到腕關節。

虎口區域：

本經循行至「合谷兩骨之間」，就是拇指與食指所形成的區域，俗稱「虎口」，也許因此處是人類抓握物品時，可以如老虎咬住般施力緊握的部位，才獲得此名吧！

虎口處也是握手的部位，對於現代人來說，握手是一項表現友好關係的禮節，但對於某些嗜好權力的人來說，握手也是展現權勢的機會，國際新聞中曾報導美國川普總統每次與外賓握手總是特別用力，想必這也是他宣示權力的表徵吧！

虎口中心點有一個聲名遠播的穴位「合谷穴」，與循行「合谷兩骨之間」名稱一致。之前在總論中介紹過「合谷太衝開四關」，也說明它們的特質。在本篇章中，可以再從大腸經循行特色來探討。由於猿猴的手與腳都還保留「虎口」的型態，合谷與太衝兩穴都位於「虎口」處，這也是在抓握時，可以如鉗子般施力緊握的部位，而且能快速推送氣血，成為氣血的爆發點，如此才能在樹叢中靈巧地活動、追逐、覓食、求偶、逃生等。

演化到人類階段，為了站立行走，足部的虎口消失了，但是手部的

虎口還在，還持續發揮虎口的強大功能，當然也保留了演化過程所累積而來的特色，例如合谷穴具有陽明經多氣多血的特質，也保有叢林生活歷程的氣血爆發力，快速補充與推動氣血，因此在緊急時刻可以用來搶救生命，平時能明顯改善「不通則痛」所引起的各種疼痛，對於那些長期為疼痛所苦的現代人可是一大福音，因為人體天然的止痛藥就藏在您的虎口。

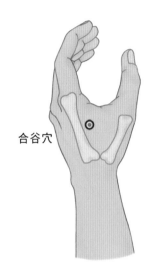

合谷穴

合谷穴與虎口示意圖

　　此外，合谷穴也是臨床治療許多疑難雜症時的常用穴，臨證可依病情配搭其他穴位治療。

　　大學時期參加針灸社，很幸運邀請到鍾永祥老師前來指導。鍾老師的客家口音頗重，剛開始聽課很費力，幸好後來逐漸適應，可以慢慢聽懂。至今還記得老師當年介紹幾個重要穴位要我們牢記時，還戲稱它們為「吃飯穴」。「吃飯穴」顧名思義就是臨床好用又有效，可以用來餬口的穴位，合谷穴就是其中之一。當時自己的中醫知識還很淺薄，無法了解合谷穴的能耐。直到後來當了醫生，正式臨床之後，才體會老師當年苦口婆心介紹這些吃飯穴背後所蘊含深厚的中醫學理。

腕關節：

大腸經從虎口「上入兩筋之中」，就是腕關節的陽面，靠近拇指後面的部位，豎起拇指時會出現凹窩的位置，裡面有一個穴位「陽溪穴」，擅長治療心律不整。

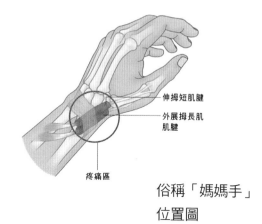

伸拇短肌腱

外展拇長肌肌腱

疼痛區

俗稱「媽媽手」位置圖

這裡是日常生活常會用到的部位，例如轉瓶蓋、數鈔票時。但若拇指使用過度，手腕就會腫脹疼痛，出現俗稱「媽媽手」的狹窄性肌腱滑膜炎，造成手腕難以活動，影響生活與工作。

另外還有一種情況我稱之為「滑鼠腕」，即長期使用滑鼠的人，此處容易出現痠軟無力感，若持續未能緩解，還會令人情緒煩躁。主要是因為長時間使用滑鼠，過度撐開拇指與食指之間關節的筋膜，導致關節鬆弛，而出現痠軟無力的情況，常常會忍不住用力甩腕關節。這種不適感還會沿著大腸經牽連到陽溪穴，進而影響心臟而出現煩躁、胸悶的現象。

大腸經這條從虎口到腕關節的短短路線，卻包含了人類求生、社交和維持生活品質的特質，當然就成為大腸經的菁英部位。

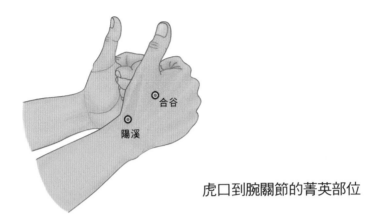

合谷

陽溪

虎口到腕關節的菁英部位

🔑 解密：大腸經的健美部位～腕關節到肘關節

大腸經通過腕關節，循著手臂陽面前線到肘關節外側，通稱為「前臂」，這也是手臂活動最頻繁的部位。

這條路線上，有二個重要穴位：手三里穴與曲池穴。

「手三里穴」

手三里穴在肘關節下方約五公分處，位於前臂肌肉最豐厚的位置，詳細取穴法將在本書保健篇中介紹。

陽明大哥胃經在小腿部位也有一個跟手三里穴類似名稱的穴位「足三里」，穴名中的手與足，只是標示出所在部位和所屬經絡，但在功能上卻是一致的。兩穴因為屬於大胃王好兄弟，都位於肌肉豐厚的部位，因此可以從穴位所在部位的肌肉型態來判斷腸胃功能。

以手三里穴來說，如果腸胃吸收好，穴位附近的肌肉渾圓而有彈性，表示身體健康。反之，如果腸胃吸收不良，手三里附近的肌肉就軟陷無力，表示身體欠佳。

　　手三里也是人體對側膏肓痛的反應區，這部分的細節在大腸經經筋篇再介紹。

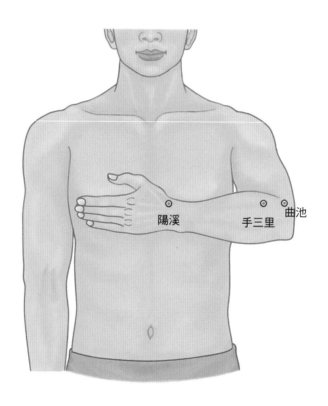

腕關節到肘關節的健美部位

「曲池穴」

　　本穴就位於肘關節陽面前線上。大腸與肺相表裡，曲池穴擅長清除大腸與肺的熱邪，不僅能幫助解便，將體內熱毒排出，也能改善各類皮膚病，如濕疹、面部青春痘等，這都是藉由大腸經與肺經相表裡的關係產生的連結。若是懂得活用經絡的原理，善用曲池穴，它可是能幫我們變得標緻動人的秘方。

　　另外曲池穴附近也經常會出現痠痛，例如俗稱的「網球肘」肱骨外上髁炎，這部分的細節將在經筋篇介紹。

　　手三里穴的健壯加上曲池穴的美麗，讓大腸經腕關節到肘關節這段路線成為重要的健美部位。長期便秘、體內燥熱的人，從手三里到曲池之間的皮膚會比較粗糙，甚至出現丘疹或斑點，這不只是造成手臂難看，更反映出了體內真實的問題，所以若發現自己有這樣的症狀，可就違反了健美的原則，要趕緊治療喔！

🗝️━━◯ 解密：人體及大腸經最有擔當的部位～　　　　　從肩關節到上背部

　　大腸經向上走到肩部，經過肩關節，轉向上背部，抵達頸椎與胸椎交接的大椎穴，並與所有的陽經會合。大椎穴屬於督脈的穴位，古人認

為人體手足六條陽經都會聚在這裡，所以稱大椎穴為「諸陽之會」。

雖然有些中醫書註解「柱骨」為前胸的鎖骨，但我認為，大椎穴既然是諸陽經之會，必然有其道理，也有身體機能上的必要性，讓六陽經的精氣都能貫注於這個屬於「陽脈之海」的督脈的重要穴位。

六陽經陽氣旺盛，但是陽氣過旺也會產生邪熱，大椎穴因此成為退熱要穴，例如長期身熱的皮膚癢、頭痛，和感冒發燒、中暑身熱等，都可以在大椎穴拔罐或刮痧來加強退燒。

依據此理，即使是走在人體正面的手足陽明經，也會在肩膀部位特別繞過來與其他四條陽經（手足太陽經與少陽經）相會合。在古醫書所記載的經脈交會穴中，大腸經及胃經也都交會於大椎穴。

另外，大腸經還在肩胛部位交會小腸經的秉風穴（位在肩胛部的岡上窩中央），可見大腸經在肩部循行不是一條線，而是一個方塊區域，增加涵蓋面積，使其更具「承擔力」。

大腸經脈在肩背這段跨越肩膀的路線，完全被大腸經筋所涵蓋，厚實的肌肉成為人們用來挑擔及背負重物的部位，因此成為大腸經最有擔當的部位，當然也是最容易痠痛的部位。

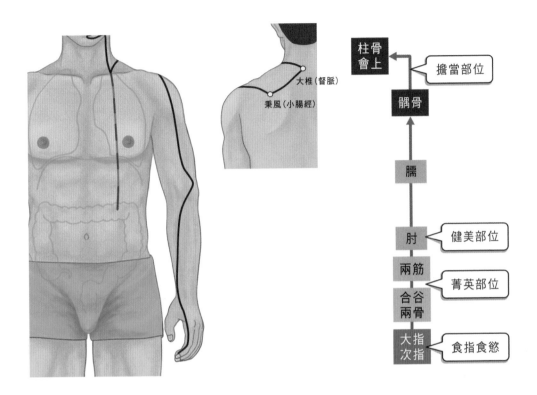

大椎（督脈）

秉風（小腸經）

柱骨
會上 ← 擔當部位

髃骨

臑

肘 ← 健美部位

兩筋 ← 菁英部位

合谷
兩骨

大指
次指 ← 食指食慾

大腸經脈在肩部循行，不只是一條線，而是方塊區域，讓我們更具承擔力。

大腸經的肩膀與肺功能也相關喔！

在正常狀態下，當我們抬起肩膀時，胸廓也隨之伸展，有利於肺的呼吸。

抬高手臂有幫助呼吸的效果喔。有些人睡覺時習慣抬起雙手做「投降」狀，感覺這樣比較好睡，其實這是一個警訊，表示有潛在的胸悶情況，躺下睡覺時胸悶更為明顯，才會不自主地抬高手臂來拉開胸廓協助呼吸。

在病理狀態下，呼吸喘促的病人，也會用力抬高肩膀來幫助呼吸，中醫就以「張口抬肩」來形容喘促發作的身體狀態。

 ## 中醫師不傳之祕：
向前看齊專線與大腸經的其他臟腑經絡關係相合

在大腸經總論中介紹過本經與其他經絡臟腑的關係圖，下圖的橘色方塊都是大腸經「向前看齊專線」上的穴位，它們的功效主治與這些臟腑經絡的特色有關（細節將在保健篇介紹）。

可見「向前看齊專線」是大腸經對外關係的重要路線，如果出現大腸經合併其他經絡或臟腑的疾病，就可選用本專線上的穴位來治療。

大腸經與其他經絡臟腑關係圖和穴位對照圖

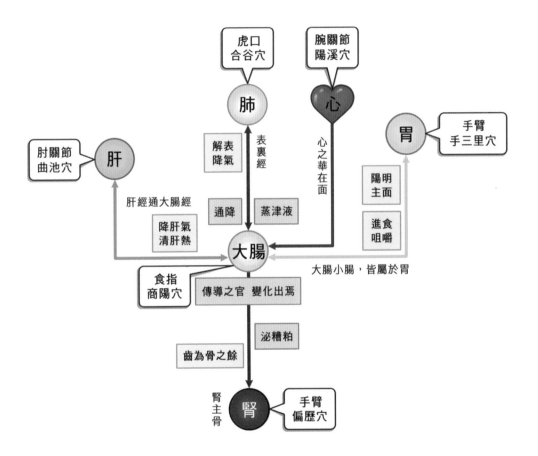

2. 胸腹部的「大肺呼吸專線」

　　大腸經經脈在胸腹部路線依據循行所過的臟腑稱為「大肺呼吸專線」
（路線 5）。本經脈從缺盆進入體腔，連接胸部的肺及腹部的大腸，形
成大腸與肺的表裡經系統。

　　在卷一的〈經絡啟航〉中曾介紹過，五臟六腑的表裡經關係多數是
近水樓台先得月的鄰近關係，唯有心、肺與大、小腸這份遠距關係透過
經絡連結。幸好中醫發現了人體這麼神奇的經絡連結網路，才得以建立
臟象學說中臟腑之間的密切關係，以及臟腑與人體官竅等關係。

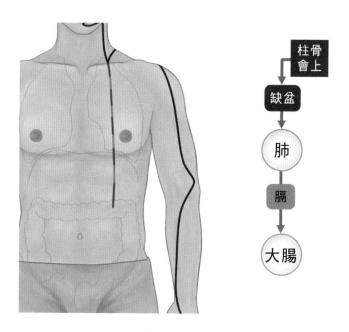

在大腸經總論中，曾介紹大腸為肺執行許多「拋頭露面」的業務，例如在人體體表上，肺主表、主皮毛、開竅於鼻等，這些特質很容易會出現感冒、皮膚及鼻部的疾病，大腸都能為肺挺身而出改善。而在身體內部，肺主宣發肅降，大腸屬腑，氣機以下降為順，有助於肺氣的調節功能。

其實大腸經真的為它心愛的肺經默默承擔許多事情，例如腸胃型的感冒，感冒會連累腸胃而出現腹痛腹瀉；感冒期間，發燒不退；氣喘發作，痰多胸悶，肺氣不降，連累大便也跟著閉結等，這些病症都可從大腸著手協助改善。

整體而言，只出嘴巴的肺，大腸就是它延伸而出的手，執行許多業務。肺主一身之氣，呼吸是生命大事，因此大腸與肺的關係就以「呼吸」來概括，本段路線就稱為「大肺呼吸專線」。

3. 頭面部的「鼻齒交叉線」

大腸經脈在缺盆分出一條走向頭面部的支脈。

這條路線從缺盆向上經過頸部，貫穿面頰，進入下牙齒。再從牙齒走出來，向外夾行在嘴唇邊，再向上走到鼻子下端的人中部位，左右交叉，最後抵達對側鼻孔邊的迎香穴與胃經交接。

本條路線最特別的是左右兩側的大腸經脈在人中處交叉，左脈到右面頰，右脈到左面頰，再止於鼻孔。因此稱本路線為「鼻齒交叉線」（路

線 6-7）。由於陽明主面，同屬於陽明經的大腸經和胃經都特別循行於面部五官，陽明經的多氣多血可以提供最耗費能量的五官來發揮視覺、聽覺、味覺和嗅覺等重要感覺。

大腸經循行至鼻部的意義，一則與協助肺開竅於鼻、肺司呼吸有關；二則鼻孔旁的「迎香穴」穴名即透露出與嗅覺有關；再加上大腸經還循行於口齒，與胃經共同合作完成覓食和進食大業。「鼻齒交叉線」就成為大腸經與肺、胃兩經的工作站，共同完成呼吸與進食任務。

若我們將雙側「鼻齒交叉線」一起畫出來，就可看出它們圍繞口齒（其實人中部位的裡層就是上牙齒）和鼻子，緊密包圍位於面部中央的五官，善盡「陽明主面」的責任，並且在人中處交會督脈，在挾口處交會胃經的地倉穴，加強面部中央的連結關係，這也成為中醫重要治則「面口合谷收」的經絡基礎。

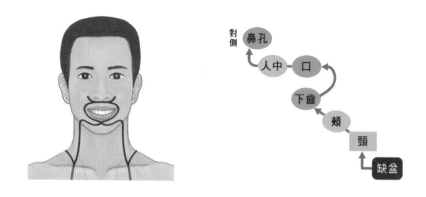

中醫師不傳之祕：觀察鼻孔和鼻翼可掌握呼吸狀況

病人躺在床上，我稍微歪了一下頭，看著病人的臉，問他：「右邊鼻孔比較塞喔？」病人很驚訝，連忙點頭稱是。跟診的年輕醫師也露出崇拜的眼神，希望老師傳授神功。

「你們看看他的兩側鼻孔長得有一樣嗎？」

病人張大眼睛，吸一口氣，滿臉不可思議的表情，跟診醫師則是連忙學老師歪頭看病人的鼻孔，一頭霧水。

我忍不住笑說，「你們看！我們東方人鼻樑比較低，鼻頭比較圓，所以正常的鼻孔應該偏向圓形。如果變成橢圓形，就表示同一側的鼻子塞住了，才會導致鼻孔變形。而且鼻孔越橢圓，塞得越厲害。」跟診醫師恍然大悟，點點頭，忙著寫筆記。

看到年輕醫師認真的學習態度，我當下決定再傳授一招。

「你們也可以輕輕捏一下病人兩側的鼻翼，看看哪一邊的鼻翼比較厚，比較硬？」年輕醫師連忙伸出手去觸摸病人的鼻翼，也順手捏捏身旁同學的鼻子。

「是不是右側鼻翼比較硬？」

年輕醫師點點頭，病人也趁機伸手自摸鼻翼，不落人後的跟著點頭。

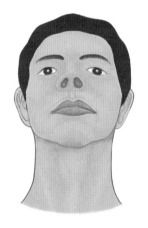

病人右側鼻孔較為橢圓，
鼻翼也偏腫。

「當鼻子塞住時，人們通常會不自主的用力吸氣，希望能改善。這個用力吸氣的動作，就會擴張鼻翼。鼻塞那一側吸氣動作會用得多一些，所以鼻翼就比沒塞的那一側增厚變硬。當鼻塞狀況改善之後，橢圓形的鼻孔和腫硬的鼻翼都會逐漸回復到正常的型態。我們就可以依此來判斷鼻子的狀況。」

其實鼻子還會洩漏其他病情。例如：

鼻頭色白，觸摸溫度偏冷，表示體內偏寒，治療時可多用溫藥或多喝薑湯；若鼻頭色暗，觸摸溫度偏熱，表示體內偏熱，治療時可多用涼藥或喝些薄荷茶。

讀者也可將手放在鼻孔前方感受鼻孔呼出來的氣，若呼氣熱熱的，表示體內有熱；若呼氣涼涼的，表示體內偏寒。都可以依據前面的方法

來改善。

上述這兩個方法很適合新手爸媽，尤其是嬰幼兒感冒期間，可做初步診斷之用。

另外，如果鼻翼偏軟偏薄，捏下去無力者，表示衛氣不足，也就是免疫力較差，天氣變化時很容易發作鼻病。許多偏向虛性體質的長期鼻過敏患者會出現這樣的情況，手腳比較冰冷，腸胃功能差，體力也差。這類體質平日應該要從加強腸胃功能著手，多吃溫性食物，少吃冰品油炸物，夏天及冬天也適合做三伏貼來改善體質。

中醫師不傳之祕：大腸經在人中部位左右交叉的思考

人體面部五官是對稱分布且需要同時合作的組織，例如具有雙眼才有立體視覺，雙耳才能辨明方位。而位於中央且看似單個的器官，例如鼻子及口齒，其實它們的功能也是雙側進行，例如兩側鼻孔同時呼吸，兩側口齒同時咀嚼食物等。

俗語「同一個鼻孔出氣」，帶有負面的意思，若真只用一個鼻孔呼吸確實對於身體也不好，最好是兩側鼻孔都能同時出氣及吸氣。

位於面部中線的鼻、口、齒都只有單一個，但它們可是主掌呼吸、進食有關的維持生命之大事，精明的身體一定會要求多氣多血的陽明經，

手陽明大腸經系統

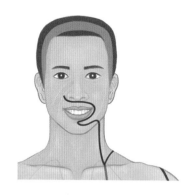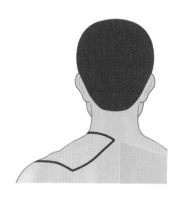

大腸經脈（黑色）分布在面頰的中央，經筋（藍色）以環狀路線包覆面頰周圍。

務必提供足夠的養分，才能讓鼻、口、齒善盡職能。所以在分工上，老大哥胃經就以大面積來涵蓋保護面部五官，小老弟大腸經則負責照顧位於中央的鼻口齒，彼此採取交叉方式，通過人中，穩固組織，並確保氣血供應，就像要銜接兩片布料，都會加強銜接面的縫線一樣，對於保護面部肌群的穩定性很有關係，類似的概念也會出現在脾經經脈之中。

另外，還有一種思考。五臟六腑之中，大腸是唯一橫跨人體左右兩側的器官，大腸經脈在面部的交叉，是否也是大腸橫跨左右的投射？這部分的探討將在大腸經經筋中再論述。

足陽明胃經系統

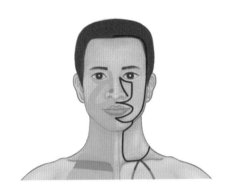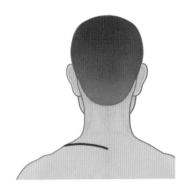

胃經經脈（黑色）環狀包覆面頰的中央與周圍，經筋（藍色）以手掌抓握式遍佈面頰。

大腸經與胃經在面部循行的比較

‧合作關係：

（1）大腸經與胃經在頭面部循行相輔相成。經脈方面，大腸經主內，分布在面頰的中央，胃經主內與外，環狀包覆於面頰的中央與周圍；經筋方面，大腸經反過來以環狀路線包覆於面頰周圍，胃經則以手掌抓握方式遍佈於面頰。

（2）大腸經筋「上左角，絡頭，下右頷」，這條路線其實保護胃經經脈「循頰車，上耳前，過客主人，循髮際，至額顱。」

• 共同點：

（1）兩經都環繞口唇，並在唇上、鼻下交會督脈的人中穴。

（2）兩經都連到上背部，交會督脈的大椎穴。

人中與大椎都屬於督脈，位於人體正中線。詳細內容將於胃經再介紹。

• 差異點：

（1）大腸經是從下而上，從手到頭；胃經是從上而下，從頭到腳。

對於這個走向，我有一些想法。

當人類以兩足站立時，經脈氣血「從上而下」，順著地心引力流動是最省力的方式，一如胃經的走向。但大腸經「從下而上」不就顯得辛苦？

其實不用為大腸經擔心！因為人類不必像貓狗這些四足動物還要用上肢走路，人類的雙手已經空出來，可以做大幅度的活動，所以也能創造出有利於氣血流動的姿勢，例如只要適時地將手臂抬高，大腸經脈的氣血也能採用「從上而下」順著地心引力的方式流到肩膀，只要再稍微加把勁，將氣血推到面部，就能快速且順暢的交給胃經了。

這個概念，也可推廣到手部的另二條陽經，以及足部的另二條陽經，因為手足同名經都是在面部交接，循行方向也跟大胃王組合一樣。

了解這個概念後，就更能體會傳統健身法「八段錦」的開始式「雙手托天理三焦」的道理。當我們將手臂抬高時，手足陽經的氣血就能快

速交流，也就能通暢人體的上中下三焦了。現代人多數都是垂下手臂工作生活，氣血很容易淤滯在手腳的末梢，建議常常高抬貴手來行氣活血，通暢您的三焦吧！

（2）大腸經因為在人中左右交叉，會止於對側鼻孔。胃經沒有交叉，經過同側的鼻孔。所以同一側的鼻孔會有來自對側的大腸經與同側的胃經通過。

這樣的分布也是人體精算過的結果，我們來體驗看看。

請您高抬左手，想像氣血從大腸經的食指沿著手臂流動到面部，在人中交叉到右側的鼻孔，再銜接右側胃經，然後向下流動到右腳部。經脈氣血這樣的上下左右分布特性，可以視為人體為了分散風險所做的規劃，避免一側肢體的損傷而影響全部的氣血，另外也可以看作是腦部神經交叉分配的體現。身體如此高明的氣血分布方式，為中醫的治療原則，如「上病下治」頭痛可以取足部穴位治療，及「左病右治」左側肩膀痛可以取右肩膀穴位治療等，提供了結構基礎。

手陽明大腸經──病候

大腸經脈病候 《內經》原文	說明
是動則病：齒痛，頸腫	本經經脈異常就會出現：牙齒疼痛，頸部腫大
主津所生病者： 目黃，口乾，鼽衄，喉痹	主治津異常所發生的疾病： 眼黃或視力下降，口乾舌燥 鼻塞打噴嚏流鼻水（鼽音球。意：突然和反覆發作鼻癢、打噴嚏、流鼻水、鼻塞的鼻病） 流鼻血（衄音ㄋㄩˋ或ㄋㄡˋ。意：鼻子出血） 喉部疼痛，吞嚥不利
肩前臑痛，大指次指痛不用	肩膀前側及手臂肌肉疼痛，食指疼痛，活動不利
氣有餘，則當脈所過者熱腫	本經經氣有餘時，經脈所經過的部位都會出現發熱和腫脹的症狀
氣虛，則寒慄不復	本經經氣不足時，經脈所經過的部位都會出現發冷顫抖，且不容易回暖的狀況

說明：
白色區塊代表「是動病」和「氣病」，淺黃色區塊代表「所生病」。

大腸經脈循行與主要病候對照圖

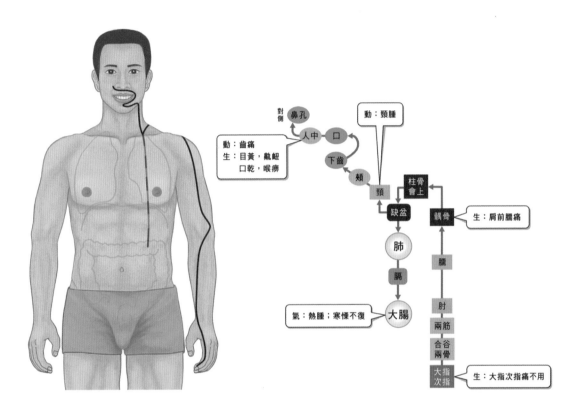

說明：

1. 「動」代表是動病，「生」代表所生病，「氣」代表氣盛和氣虛。

2. 左側方塊表示為五官和氣的虛實疾病，右側方塊表示為經絡循行所過疾病。

大腸經脈病候特色

　　各位有沒有發現，大腸經病候多數是五官疾病，反而沒有內臟疾病，更無與大腸相關的病症，例如便秘或腹瀉，可是大腸經明明有連結肺與大腸，為什麼沒有這些病症呢？

　　在《內經》所歸納的臟腑經絡關係中，大腸、小腸隸屬胃管理，所以部分症狀會出現在胃經病候中。另外，大、小腸經部分病候也與津液代謝失常有關，既然是失常，那就要往前探究原因。在五行的相剋關係中，脾臟的五行屬土，腎五行屬水，理論上土當能制水。當津液代謝失常時，許多時候源自於脾土不能制水，或腎臟不能主管自己的水液，所以這類病候就會出現在脾經與腎經的病候中。

　　寫到這裡，也分享一下自己讀中醫古籍的心得。

　　早期剛讀中醫典籍時，常會有撞牆的感覺，老是覺得書中有些該說的內容沒有說，已經說的內容又看不懂。隨著經驗的累積，慢慢學會善解早期的老醫家們要刻下文字是件多麼不容易的事情，因此只能擇要記錄，其餘就藏在字裡行間，等待有緣人來發掘理解。也逐漸地體會到，古醫書沒有記載的內容，並不表示不存在或不能用。

　　例如中醫有「經之所過，必治其病」治則，意思是只要經脈所經過部位的疾病，都可以選擇該經脈來治療。這個說法很合理，臨床上也確實得到印證。例如大腸經通過大腸與肺，就能治療大腸及肺的疾病，這

個論點其實在前文已經介紹過了，因此大腸疾病，無論是便秘或腹瀉，甚至是現代人最擔憂的大腸癌，即使古書並未記載在大腸經的病候中，都可選用大腸經的穴位來治療，效果極好。

大腸經經脈病候分類

每條經脈都會出現循行所過部位氣血運行失常「不通則痛」的症狀，本經也不例外，例如肩膀及食指疼痛等。除此之外，本經還有三類有特色的病候。

1. 主津之所生病

大腸經主「津」之所生病，小腸經主「液」之所生病，大小腸經合起來剛好主「津液」所生病，就是津液代謝異常的疾病。

津跟液分別交給兩條經脈管理，兩者有什麼不同呢？

我們來看《內經》的解釋：

「腠理發泄，汗出湊湊，是謂津；穀入氣滿，淖澤注於骨，骨屬屈伸，泄澤補益腦髓，皮膚潤澤，是謂液。」

津跟液，簡單說就是體內的水分，都來自食物中的營養。

分開來說，津的質地比較清稀，主要分布於體表的組織，例如汗液，

可用來潤養皮毛。液的質地比較稠厚，主要分布於體內的臟腑器官，例如在骨內的骨髓可以滑利關節，在腦內的腦髓可以充養腦部，在肌膚的厚液可以潤澤肌膚而有好臉色等。

雖然在《內經》津與液有所分別，但在一般時候都是津液合用來敘述。

再進一步說，胃經主血之所生病，胃又主管大小腸，正好可以一併統領全身的血及津液的疾病，由此可見陽明大哥胃經的高能耐與重要性。

現在回歸到大腸經所主的津病。肺主表，大腸經也偏主於表病，加上屬於陽明經，陽氣較旺，容易損傷津液，所以病候中就容易出現熱盛、津液不足的症狀，如口乾、齒痛、喉痺、經脈所過部位熱腫等。

2. 頭面部症狀

「陽明主面」是大腸經的特色，也宛如緊箍咒般約束了大腸經，凡在大腸經所經過的面部區域出現的症狀，都由大腸經負責，例如目黃、鼽衄、齒痛等，而且目黃與鼽衄很容易誤解和不解，再詳細說明於下：

【目黃】

十二條經絡的病候中，有五條經脈都提到「目黃」，顯然是一個常見疾病。而「目黃」顧名思義就是「眼睛發黃」，很容易聯想到黃疸病的眼珠黃，但這只是其中之一而已。「目黃」其實可以分為兩類：

他覺性的目黃：自己的視力沒有改變，只是別人看到你的眼珠發黃，

這就是前面說的黃疸病症候之一。

自覺性的目黃：從外觀上看不出眼珠發黃，但是自覺視力變差，尤其有種昏暗感，明明還是白天或者燈光通明，但總覺得眼前亮度不夠而看不清楚，好像到了傍晚時分。台語稱傍晚時刻是「黃昏」，台語是中原古音，很傳神的表達傍晚的光線變化。所以這種「黃昏感」就是視力下降的現象。多數屬於眼睛病變，尤其是眼底病變。

那麼，大腸經病候的「目黃」屬於哪一種呢？臨床上兩種都會見到。其實五條經脈病候的「目黃」都是兩種兼具。

然而，大腸經並沒有到眼睛，為何會出現「目黃」？

原因之一，大腸經沒有直接到眼睛，但在鼻孔交接胃經，胃經上行至眼睛，大腸經也間接連到眼睛。

原因之二，與大腸經「主津之所生病」有關。大腸功能之一是傳化糟粕。食物經過胃與小腸的消化吸收之後，剩下的食物殘渣，經過大腸的氣化作用，將有用的水分及營養再吸收回到體內，無用的部分就變成糞便排出體外。所以大腸在傳導糟粕的過程中，會再吸收水分與養分，這個功能就是「變化出焉」。

如果大腸功能發生病變，就會影響水分的再吸收：水分回收過多，大便乾燥就易便秘；水分回收過少，大便濕黏就易腹瀉。大腸功能失常會影響全身的氣機與津液代謝。

古人說「目為火戶」，意思是眼睛的視物能力，就像燭火照得見東

西一樣，所以眼睛是火的門戶，有火才能照亮世界萬物。眼睛既然屬火，就需要水分來平衡。眼中的乾濕得宜，視力就會正常。如果水分不夠，眼睛容易乾澀；如果水分過多，眼睛容易濕糊。眼睛無論乾澀或濕糊，都會影響視力，而出現自覺性目黃。

另外，《內經》說：「諸脈者皆屬於目」，「人臥血歸於肝，肝受血而能視。」眼睛需要優質的氣血才能發揮作用。胃負責進食，從食物中吸收營養，生成人體所需的氣血，因此胃經主血之所生病。如果胃生病，導致氣血吸收不足，或者長期熬夜，導致肝血不足，都會造成眼睛失於濡養，視力下降而出現自覺性目黃。

總而言之，大腸與胃為親兄弟，大腸與肝為拜把兄弟，大腸與胃肝都能影響眼睛的營養供應而導致視力下降，千萬要小心。

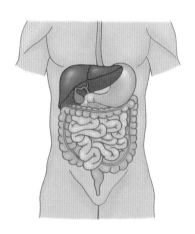

大腸與胃及肝都會影響視力

【鼽衄】

鼽與衄兩個現代人不常見的字，都是鼻病。

「鼽」：是突然和反覆發作的鼻子癢、打噴嚏、流鼻水、鼻塞等症狀，類似現代的過敏性鼻炎。

「衄」：是流鼻血。

鼽與衄是鼻部疾病的總稱，鼽與衄只出現在大腸經、胃經、膀胱經這三條有連結到鼻部的經脈病候中。

大腸經本身多氣多血偏陽熱，又主津，若熱盛加上津不足，很容易造成鼻內火氣大、長瘡、鼻乾，甚至流鼻血等症狀。另一方面大腸經為肺抵達鼻部，肺主表，開竅於鼻，因此大腸經也需要幫助肺改善外受風寒引起的表證及鼻病，例如鼻塞、流鼻水等。所以各類鼻病都可以透過大腸經來改善。

臨床上還觀察到許多長期鼻病的病人，肩頸都非常僵硬痠痛，這也是由於大腸經還循行至肩頸部位所導致的。這類痠痛應該要從改善鼻病著手，才能治本。

【齒痛】

總論中介紹過，早期版本的大腸經又稱為「齒脈」，牙齒的疾病才是大腸經的本病，前面的眼病和鼻病都是大腸經代人受過者。過去人們認為區區小牙，老了就會自然掉落，何足掛齒，對於維護牙齒健康不甚注重。

寫到這裡，想起一部與牙齒稍有關聯的電影《楢山節考》，敘述日本古代信濃國寒村的山林內棄老傳說。這些鄉下人生活非常困苦，因此有一個不成文的規定，就是老人家到了七十歲就要由家人背到深山野嶺等死，避免耗費家中的糧食。而劇中年紀六十九卻身體硬朗的老婆婆，為了讓兒孫多一口飯吃，忍痛拿起石頭敲掉牙齒，讓自己看起來蒼老一些，可以趕快被送到深山裡……真是一個讓人傷感的故事啊。

　　近代醫學研究發現，牙齒對於身體健康有重大影響，WHO 以「口腔健康為全身健康之本」為口號，我在總論中也曾介紹「牙齒健康、咬合好，遠離腰痛、肥胖、失智，心臟病」的概念。

　　除此之外，牙齒刷不乾淨，口腔細菌也可能引發大腸癌，還有研究顯示，結腸切除手術結束的病人，給予吃口香糖，可模擬食物攝入的假性進食，刺激大腦迷走神經反射，促進並刺激腸子蠕動，順利排氣，縮短排氣等待時間、排便時間以及術後住院時間。所以照顧好牙齒已是重要的養生之道。

　　從中醫的角度，我們發現牙齒對於身體其他部位也有很大的影響。

　　例如在門診時遇過一位老年女性因為視力問題來就診，幾經治療，視力一直沒有好轉，後來注意到她面頰兩側靠近下關穴附近有明顯凹陷，因而轉念一想，詢問她是否有拔掉智齒？

　　病人馬上高聲說：「不僅是智齒，近年還拔掉許多牙齒。」

　　我再問：「您的眼睛視力問題是不是在拔了一些牙齒之後才出現？」

病人一愣，思索了一會兒才回答：「對耶！我從來沒想過眼睛會跟牙齒有關係。不過確實是拔了牙齒之後，視力才開始越來越模糊。」

病人悔不當初，醫師也很無奈，只能盡力治療，希冀有所進展。

我還在臨床治療過許多頸肩僵硬的病人，有著各式各樣的病因，除了前面介紹的鼻病之外，習慣咬牙的人也會循著大腸經而導致肩頸痠痛。

例如台灣最勤勉的客家人有著一股「硬頸精神」，代表不屈不撓、刻苦拚搏的形象。我非客家人，但過去一直很讚賞他們「硬頸」的奮鬥精神，後來有客家友人忍不住告訴我「硬頸」還兼有負面意思，就是不聽勸、固執，總是撐到最後才肯罷手。

這一聽，突然也讓我想起台語中的「鐵齒」。小時候住在南部，台語是最普遍的語言，在長輩的言談中，常聽到他們說某個人很「鐵齒」。在字彙不多的小小心靈裡，總疑惑「鐵齒」是怎樣的牙齒？會不會很嚇人？後來看到長輩所說的那位「鐵齒」人來到家裡，心懷恐懼，一直望著他的牙齒，卻看不出特別之處。

長大後，常聽媽媽碎念爸爸很「鐵齒」，例如天氣變冷了，就是不肯聽人勸，添加一件衣服，自覺身體很強壯，絕對不會感冒等。慢慢逐漸了解，原來台語的「鐵齒」，是指一個人一旦認定某件事之後，就會非常執著於那個信念難以改變，即使某一天心裡已經知道觀念有誤，嘴巴上仍然不承認。

所以早年創造「鐵齒」來形容相信某個概念之後，咬緊這個想法，不會輕易鬆口改變的人，真的很厲害！但是由於鐵齒過度固守信念，不能配合時宜調整，有時還兼有「不信邪」的意味，也就讓「鐵齒」一詞蒙上負面的陰影。

　　當醫師之後，常常面對婆婆媽媽們拜託我們去說服家中那位「鐵齒」大老爺！

　　不知是否巧合，多數被說「鐵齒」的人，竟然都是男性。難道男人的牙齒比較堅硬嗎？

　　應該不是吧！據我觀察，鐵齒的人只是堅信某些概念，不輕易更改而已。一旦遭遇重大變故，勢必也會跟著調整。

　　例如家中客廳的燈管一直搖晃，老婆很擔心會掉下來砸傷人，拜託老公將之鎖緊或更換。但老公堅持當年這個燈座是自己親手安裝的，超級堅固，絕對不可能掉下來。直到某天發生地震，燈管真的掉了下來，而且不偏不倚就砸在老公的頭部。霎時間，空氣凝結，夫妻倆眼神交會對望。老婆將灑落一地的燈管掃乾淨，老公就默默的從工具間取出工具，爬上梯子將燈座鎖緊，且再三確認無誤後再下來。從此之後，只要老婆說燈管有點晃，老公二話不說，不管有沒有鬆脫，都馬上登梯上去鎖緊。您看！鐵齒的人還是有改變的契機。

　　且拋開世俗的評價，就字面和經絡來看，「硬頸」人通常也會配合咬緊牙關，變成「鐵齒」人才能堅持到底，度過難關。所以後來在診間，

遇到牙關緊繃，甚至腮幫子也腫起來，晚上頻頻磨牙，以及頸肩緊硬的病人，我都會多問一句是否為客家人？

不同的語言，竟然有同樣的概念，蠻有趣的。

但站在醫者的角度，還是要建議大家不要太固執，要聽善知識的勸告，更要傾聽身體的呼救，適時放鬆鐵齒和硬頸，才能走更長遠的人生路喔！

3. 氣盛和氣虛

病候中出現氣有餘與氣虛的共有三條經脈：肺經、大腸經與胃經。

肺經的氣病著重在肩背部位，還有肺主表及通調水道的情況。大腸經與胃經多氣多血，氣盛就會出現熱象，氣虛就會出現寒象，這是兩經的共性。

以大腸經來說，如果經氣有餘，氣血過多堆積，鬱久會化熱，經脈所通過的部位就會出現發熱腫脹的現象。反之，如果經氣不足，氣血當然也不足，失於濡養，經脈所通過的部位就會出現寒冷顫抖，而且不容易回暖的現象。

肺主皮毛，與大腸經的大腸及鼻子連成同一個系統，成為「肺—鼻—皮膚—大腸」關係，因此只要能清肺熱或大腸熱，都可以清整個系統的熱氣，例如位於肘關節的「曲池穴」就非常善於清熱消腫；反之，只

要能溫肺寒或大腸寒，都可以溫整個系統的寒氣，例如位在虎口的「合谷穴」就是一個熱量寶庫，可以改善肢體的畏寒顫抖現象。

小結

大腸經連結大腸與頭面部，透過經絡系統，胃腸與「鼻齒交叉線」頭面五官會互相影響，例如鼻塞的人，通常胃口差，皮膚粗糙，頭容易昏沉；大便秘結的人，會加重鼻塞，導致口乾口破、牙痛等，難怪俗語說「胃腸若敗，身體就壞」，真是切中要害。

現代研究也發現，腸胃道是人體最大的免疫器官，許多會出現鼻子、眼睛、皮膚過敏，還有氣喘、中耳炎等症狀的人，腸胃道也很容易出現食物過敏的症狀。

所以照顧好腸胃，就能擁有好臉色、好皮膚、好眼力和一口好牙喔。

二、手陽明之正（經別）

經別特色

　　經脈因為要運送氣血，聯繫組織，所以路線較長。經別主要在加強表裡臟腑的聯繫，循行路線上也只挑選重點聯絡，短而直接。

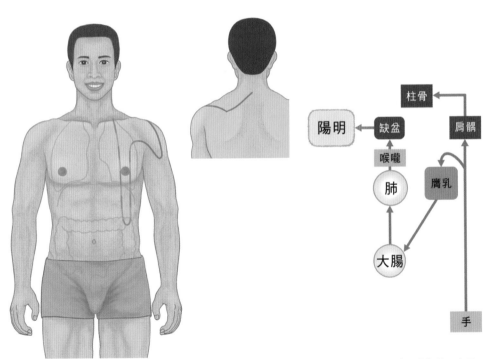

大腸經別循行圖及大腸經別捷運圖

說明：藍底白字部位，表示為本經別重要或轉樞部位。

大腸經別 《內經》原文	說　明
6. 合於陽明	合入手陽明大腸經脈
5. 上循喉嚨，出缺盆	向上沿著喉嚨，淺出於缺盆部
4. 下走大腸，屬於肺	向下走至本經所屬的臟腑——大腸腑，再向上聯屬肺臟
3. 別於肩髃，入柱骨	再從肩峰處分出，進入柱骨
2. 循膺乳	循著經脈到胸部及乳房
1. 從手	從手

說明：

1. 編號代表經脈流動方向和順序。2. 粉色區塊代表循行體腔內，白色區塊代表循行軀幹及四肢。

經別分為上肢部和胸腹部

　　大腸經別主要在加強經脈的上肢及胸腹部位的循行，也可視為經脈的濃縮版。

　　上肢部：從手經過肩峰到柱骨（路線 3）與經脈循行一致。可見從肩峰肩髃到柱骨大椎處是大腸經的重點循行部位。

　　胸腹部：有二條路線，一是從手循膺乳（路線 2），二是下走大腸，屬於肺（路線 4），再向上循喉嚨出缺盆（路線 5），與大腸經脈會合（路

線 6 ）。

胸腹部路線的思考

我對於大腸經別胸腹部的循行曾有些困惑，主要的思考在於：本經別從哪個部位下走大腸？

可能的循行有二：

1. 依循《內經》內文：「入柱骨，下走大腸」，如捷運圖所示，從柱骨到大腸（路線 3-4）。

2. 參酌文字的語氣：個人淺見「從手循膺乳」是條主幹線，循行到膺乳之後，繼續分出兩條路線：

* 一條是從手到膺乳的路線上，經過肩 ，因此「別於肩髃，入柱骨」，即從肩髃別行，進入柱骨即止。

* 一條從膺乳「下走大腸」，即直接從膺乳下走大腸。

我個人比較認同循行 2，即從膺乳「下走大腸」路線。原因有二：

其一，缺盆也是大腸經系統的重要部位，光是本經經脈就通過缺盆兩次。本經別從肺「上循喉嚨，出缺盆」，如果從柱骨下走大腸，一定會再經過缺盆，這樣本經別就通過缺盆兩次，以經別注重效率的特性，有必要重複經過缺盆這個部位嗎？

其二，乳部是大腸經別獨有的部位，後文會說明乳部對於大腸經的

特殊意義。透過在經別這條路線，大腸才有機會「親近」乳部，擴大涵蓋範圍，加強功能，大腸經別又何樂而不為呢？所以本經別的循行圖與捷運圖就採用從膺乳下走大腸路線繪製。

胸腹部路線二大特色

增加循行到膺乳部位

總論中提過，依據演化，牙齒及乳腺都是從皮膚演化而來，肺經與大腸經都主皮毛，理論上，牙齒及乳腺都與它們有所關聯。

大腸經脈主要連結牙齒，大腸經經別特地連結乳部，並在缺盆處合於手陽明經脈，搭著經脈的順風車抵達頭面部。因此，本經別一方面能反映大腸與牙齒、乳房的演化關係，另一方面，胸膺為肺經所過，此部位的深層為肺臟所在，又有胃經縱向通過乳房與乳頭，大腸經別通過胸膺和乳部，正好連結起肺、胃兩位上司，加強彼此的關係。

大腸經、肺經、胃經在此的連結關係，也提示我們，若想兼顧順暢的呼吸與豐滿的胸部，多按揉大腸經準沒錯。

改變大腸與肺的循行順序

大腸經脈以「由上而下」的循行方向，從缺盆到肺再到大腸；大腸經別循行則以「由下而上」的方向，從膺乳下走大腸再上到肺，經喉嚨到缺盆。為何經別與經脈循行於大腸與肺之間的順序要相反呢？對此，

我提出一些想法：

第一、大腸經別的走向，是為了取回大腸對於循行所過部位的主控權。先到大腸，就能加強其與手部的聯繫，並直接連結膺乳這個特殊部位。

第二、為了加強對於喉嚨部位的管理。肺經經別「上出缺盆，循喉嚨」，此處的喉嚨是指頸部的咽喉部位，應該以呼吸功能為主；大腸經別「上循喉嚨，出缺盆」，此處的喉嚨是指胸部的咽喉部位，應該兼顧呼吸和進食功能。兩條經別分工來管理不同部位的喉嚨，更有效率，完全符合經別著重於連結重點部位的特質。

小結

大腸經別的功能，除了在內臟加強大腸與肺的聯繫，其他路線只選擇重點路徑，如手臂的肩、胸部的膺乳、後背的柱骨，向上只到喉嚨，不僅加強與肺經系統的連結，也縮短內臟與肢體的距離，加快傳輸速度，減少損傷的機率。

三、手陽明之別（絡脈）

絡脈特色

絡脈是為了保護及加強相表裡經脈在四肢部位的連結，特別在腕關節與肘關節之間延伸出一條比較安全的道路。

每條絡脈的起始點都有個穴位稱為「絡穴」，還有一些相關的病症。

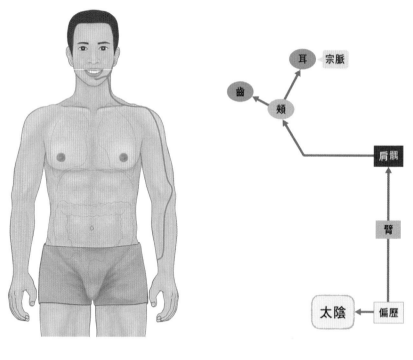

大腸絡脈循行圖　　　　　大腸絡脈捷運圖

	大腸絡脈《內經》原文	說 明
循行	5. 其別者，入耳，合於宗脈	另條別行支脈，進入耳中，與聚於耳內的多條經脈會合形成宗脈（宗脈意指總脈或大脈）
	4. 徧齒	遍佈於牙齒根部
	3. 上曲頰	上行至下頷角的臉頰部位
	2. 其別者，上循臂，乘肩髃	有條別行支脈，沿著手臂上行，越過肩髃部位
	1. 名曰偏歷，去腕三寸，別走太陰	手陽明大腸經別出的絡脈，叫做偏歷，從腕關節後三寸處分出，別行進入手太陰肺經
病候	實，則齲，聾	實證，則出現齲齒（蛀牙）、耳聾等症狀
	虛，則齒寒，痹膈	虛證，則會有牙齒發冷，胸膈閉塞不暢等症狀

說明：

1. 編號代表經脈流動的方向和順序。

2. 橫列中，白黃相間的顏色是為了便於閱讀。

3. 以上說明適用於本卷大腸經／胃經的絡脈與經筋表格。

　　絡脈主要的功能，在加強相表裡經絡在四肢的連結關係。大腸經絡脈從前臂的絡穴偏歷穴分出來，聯絡與大腸經相表裡的肺經。此外，還遍佈牙齒並延伸到耳朵，為大腸經連結更多與人體五官的關係。

大腸絡脈——循行特色

與經別一樣，也是分為上肢部和頭面部兩部分。

上肢部：從手臂到肩髃到曲頰（手臂—肩膀—下巴）（路線 1-3），與經脈路線一致而更精簡。

頭面部：從曲頰分出二條支脈，一條向前遍佈牙齒（路線 4），另一條向後進入耳朵（路線 5）。

🗝️ 解密：大腸絡脈循行入耳，記錄演化歷程

本絡脈循行入耳，病候出現耳聾，所以「入耳」應該是經過外耳道進入中耳，因為中耳負責將外耳收集到的聲音傳送至內耳而產生聽覺。

人類屬於哺乳動物，中耳有三塊聽小骨，分別是鐙骨、砧骨與槌骨。根據演化專家研究，爬行動物的中耳僅有鐙骨，哺乳動物的砧骨與槌骨是由爬行動物下顎的方骨與關節骨退入中耳，轉型衍生而成。也就是說，人類中耳內的砧骨與槌骨是從爬行動物頷骨演變而來，下顎的骨頭參與中耳結構的形成，彼此有著密切的連結。大腸絡脈從曲頰到耳內的循行路線，就是這段演化歷程的記錄。

聽覺是人類發育過程中很早就發展出來的感覺系統，胎兒約在 35 週

時聽力就已經充分發育，比視覺發展還早。也因此聽覺是人類生活中非常重要的感覺系統，例如收集環境的聲音，判斷情勢，決定適時採取行動以維護生命安全，建立人際關係的語言表達能力，傾聽大自然聲音與人們表達情愫的音樂等。

如此重要的感覺系統，當然就會有許多經脈前來協同保護，本絡脈就在耳內與其相合，一起形成「宗脈」，亦即總脈或大脈，團結力量大，可以發揮更大的滋養及保護功能。「宗脈」的概念很像民間的宗親會，四面八方的宗親聚集一起形成宗親會，既能提高親族之間的向心力，又能彼此協助，增進宗親福利及貢獻社會等良能，這股團結力量所擴及的影響和利益，遠遠超過單打獨鬥者。耳內所形成的宗脈也是一樣的概念。

大腸經脈系統通過咽喉、鼻部及耳內，與現代醫學所說的鼻咽部和耳咽管有關。從中醫的角度來看，大腸經與肺經相表裡，在外感疾病過程中，外邪（類似現今的細菌或病毒）很容易循此管道進入耳內，導致耳朵疼痛以及聽力變差，這種情況即一般的急性中耳炎。

遇到這樣的病症，中醫師就會採用能清肺與大腸經熱毒的中藥或針刺大腸經來清熱解表。

大腸經除了可治外感病之外，由於陽明主面，面部是陽明經循行的重點部位，不只有胃經系統連結面部所有的官竅，掌理注重色、香、味俱全的飲食系統，還有，大腸經絡脈輔佐進入耳內，補足胃經只經過耳

前的小缺憾。手足陽明經在耳部的循行，讓我們可以透過聽覺，提高食慾及生命的警覺性，例如，聽到媽媽的炒菜聲，就知道等會兒就有好東西吃，食慾馬上大開；夜晚加班回家路上，聽到背後有凌亂的腳步聲，馬上會提高警覺，快步離開，避開危險。

大胃王的通力合作，讓陽明經系統更為健全。

 ## 中醫師不傳之祕：偏歷穴名內含演化秘密

一如前述，大腸經與牙齒和耳朵的關係都歷經演化而來，因此大腸經絡脈在面部別行入耳，合於宗脈。這條路徑恰是從正面的牙齒「偏」行到側面的耳朵，而且還進入耳內，跟耳內許多經脈互相「歷」絡成一個宗脈系統，本經絡的穴名「偏歷」即完全透露出這層特殊關係。

走筆至此，順便跟大家介紹中醫的穴位命名其實都有深意，臨床上也可作為應用指引。

周左宇老師傳承自楊天霖老師的「內外山陵、丘海池渠、溝谿泉井、手足治療法則」，其實就是穴名的應用。老醫家們歸納名稱中有以上這些特別字眼的穴位，提點後學者可以靈活應用。周老師有許多應用穴名治病的有趣案例，例如治療男性生殖器挺直不下，老師選用雙外關、雙

曲池、雙曲泉、雙歸來，施針後生殖器立刻可以彎曲，歸回原位。周老師應用穴名的巧思盡在不言中。（相關內容可參閱《醫道精要》p.70）

大腸絡脈——病候

五官病症

與循行所經的牙齒及耳朵部位一致，實證會出現齲齒及耳聾，虛證會出現牙齒發冷。此外，也因腎開竅於耳，腎又主骨，齒為骨之餘，上述症狀也與腎有關。

臨床上，常遇病人敘述沿著大腸經路線到耳朵發生疼痛症狀（包括牙痛等），對側的偏歷穴幾乎都會出現腫突現象，中醫師只要在偏歷穴的腫處下針，很快就能見效，配上太淵穴效果更好。（偏歷穴配太淵穴屬於中醫的原絡穴配穴法，將在《經絡解密》卷八介紹）

胸腹病症

大腸絡脈加強與肺經的連結，肺在胸部，大腸在腹部。

當大腸經出現虛證，由於無法協助肺的宣發肅降功能，人體的氣機上下不通，痺阻在胸腹之間的橫膈部位，而出現胸悶、腹脹的現象。

除此之外，由於偏歷穴聯絡肺經，能協助肺臟通調水道，恢復正常水液代謝功能，後世醫家就提出偏歷穴可以利尿，治療因為水液蓄積體內而出現腸鳴咕咕叫、腹部臌脹等症狀。

　　綜觀本經絡脈循行路線所賦予偏歷穴的特質，其實與腎頗有相合之處，本絡脈經過牙齒入耳內，正好與腎主骨，並開竅於耳相關；偏歷穴做為大腸經與肺經相表裡經絡的聯繫點，協助肺通調水道，有利小便的功能，又與腎主水與小便有關。人體蘊藏這些巧合與奧妙真令人讚嘆！

四、手陽明之筋（經筋）

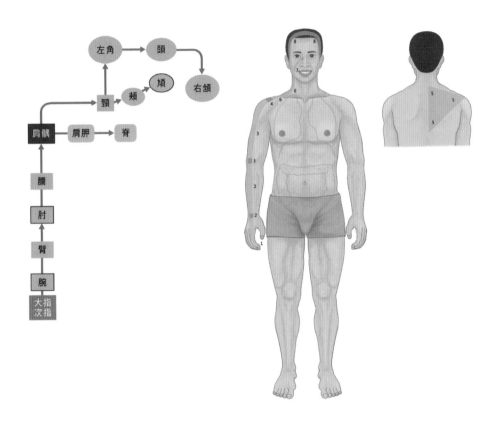

大腸經筋捷運圖　　　　　大腸經筋循行圖

捷運圖說明：

1. 部位邊緣加上黑色框者，表示是經筋所結之處。

2. 藍底白字的部位，表示為本經筋重要或轉樞部位。

大腸經筋——循行特色

	大腸經筋 《內經》原文	說　明
循行	8. 其直者，上出於手太陽之前，上左角，絡頭，下右頷	從頸部直行的支脈，向上走在手太陽經筋的前方，循行至左額角，網絡頭部，再下行進入右頷部
	7. 其支者，上頰，結於頄	從頸部分出的支脈，上行至面頰，結聚在鼻旁的顴骨（頄音求。意：顴骨）
	6. 其直者，從肩髃，上頸	直行支脈，從肩峰上行至頸部
	5. 其支者，繞肩胛，挾脊	有條分支，從肩峰向後繞行肩胛骨，再挾行在脊椎旁邊
	4. 結於肩髃	結聚在肩峰處
	3. 上結於肘外，上臑	結聚在肘關節外側，再沿著上臂外側（陽面）前線上行
	2. 結於腕，上循臂	結聚在腕關節，向上沿著手臂陽面前線
	1. 起於大指次指之端	起始於食指的末端，沿著食指橈側上行
病候	當所過者支痛及轉筋	在循行所經部位出現僵硬、痠痛及抽筋現象
	肩不舉，頸不可左右視	肩關節無法向上舉，頸部無法左右轉動

大腸經筋循行在上肢、肩背及頭面部，這些部位多數與本經經脈重疊，以保護大腸經經脈、肺臟以及頭面五官。尤其在上肢及肩背部位，

是日常生活中活動最頻繁的部位，無論是要牽拉、投擲、提放、扭轉等，都是必用的結構，因此它的肌肉最為豐厚，也最容易損傷。至於大腸所在的腹部就交由強大無比的胃經經筋來保護。

以下就將大腸經筋分三部分來介紹：

1. 上肢部的「向前看齊專線」

大腸經筋的循行方向與經脈一致，起於食指，經過腕、肘關節到肩部前方的肩髃即肩峰處，與經脈「向前看齊專線」完全相符，可以全然保護大腸經脈。（路線 1-4）

這條經筋所結之處，正好都是現代人上肢常出現痠痛的部位：

結於腕：常出現「媽媽手」症狀。

經脈篇中介紹過，位於陽溪穴附近，俗稱「媽媽手」的狹窄性肌腱滑膜炎，常見於勤奮勞動的媽媽們，而獲得此名。通常因為拇指的活動過度頻繁或用力過度而壓迫到肌腱，造成損傷，出現手腕疼痛和手指無力的現象。

結於肘外：常出現「網球肘」症狀。

經脈篇中也提到位於曲池穴附近，俗稱「網球肘」的肱骨外上髁炎，因為常見於網球選手，所以獲得此名。通常因為前臂經常用力旋轉或過度使用腕關節，使得附著在手肘肱骨外上髁的伸腕肌群發炎，出現肘關

節外側壓痛、手腕痠軟無力的情況。

結於肩髃：常出現肩袖損傷的「肩前痛」。

肩髃（肩峰）是大腸經的熱門景點，四大系統都經過這個部位，可見大腸經對它的關愛程度。

肩髃穴位於肩峰前外方凹陷處，在肩峰與肱骨大結節之間，三角肌上部中央，將手臂外展或向前平伸時，肩膀出現兩個凹窩，前面的凹陷處就是肩髃穴。

本穴附近有一組肩關節旋轉肌群，又稱為「旋轉肌袖」或「肩袖」，協助肩關節和韌帶的穩定度。如果因為施力不當，如舉過頭部的動作，損傷肩袖，就會出現肩前痛、手臂舉不起來的現象，即本經筋病候中的「肩不舉」。

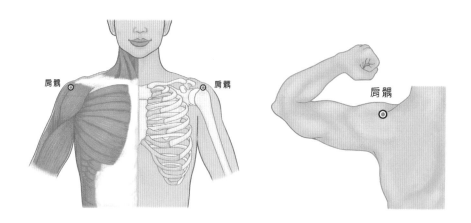

肩髃穴位置圖

2. 肩背部

從肩髃分出兩條經筋：

一條支脈，從肩髃「繞肩胛，挾脊」，循行路線從身體前面的肩膀轉到背面的上背部，主要目的是從背部加強保護心肺兩臟。（路線5）

一條直脈，從肩髃「上頸」，從肩峰上行抵達頸部，分布在肩膀部位，也就是走在「繞肩胛，挾脊」這條支脈的上方部位。（路線6）

這兩條經筋合起來剛好完全覆蓋肩膀和上背部區域，與斜方肌有重疊之處。這樣的覆蓋方式會出現一些特殊狀況。

正牌的肩膀痛

大腸經筋循行所過的肩部是正統的「肩膀」部位。當人類開始用兩足站立起來，頂天立地，生活於天地之間，肩膀就成為承擔身體和身外之物的重要結構。

本經筋在肩背的循行加強了本經經脈「上肩，出髃骨之前廉，上出於柱骨之會上」路線，也為大腸經「一肩挑起所有重擔」的堅毅特性，提供厚實的結構基礎。

當我們將手搭到對側肩膀的位置，就是大腸經挑擔的部位。再有能力的大腸經系統，再強壯的肩膀，一旦使用過度，時間久了也會痠痛。過去許多勞力工作者需要用肩扛起重物，會造成肩膀的損傷，現代社會則是許多人長期使用電腦後，最容易痠痛的部位之一。

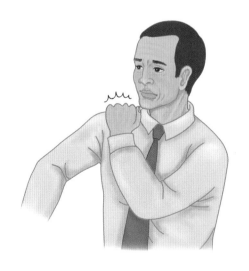

肩膀痛的部位正是
大腸經筋循行所過。

被牽連的肩膀痛

　　肩膀痠痛也隱含危機，例如肺癌也會出現肩膀痛。從中醫的角度來看，肺與大腸相表裡，肩背部是肺臟所在部位，癌細胞阻滯局部氣血循環，當然也會出現肩膀疼痛，不可輕忽。

上背的膏肓痛

　　大腸經經筋「繞肩胛，挾脊」，經過一個很重要的部位，稱為「膏肓」。

　　讀者看到這裡，會不會嚇一跳！因為一旦看到「病入膏肓」字眼出現時，通常是暗指病情已經非常嚴重了。

　　放心，大腸經所經過的膏肓部位，與「病入膏肓」有所不同。

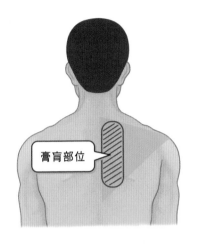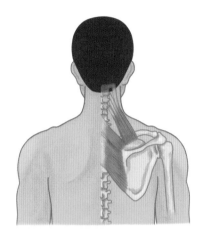

膏肓部位

　　大腸經筋覆蓋上背部，在第四胸椎棘突下接近肩胛骨內側緣有一個穴位稱為「膏肓俞」，所以一般就將位於胸椎和肩胛骨內緣之間的區域稱為「膏肓」部位，但與古人所說病入「膏肓」部位不同，可參考上圖。

　　從解剖角度來看，膏肓部位淺層肌群是斜方肌，深層肌群是大小菱形肌。由於食指與拇指是手部勞動最頻繁的指頭，加上大腸經循行所過的肌群也是手臂活動最多的肌肉，無論是勞心工作者長期打電腦，或是勞力工作者長期施力勞動，只要常使用肩背手臂和手指，就會循著大腸經筋牽引至上背部，導致膏肓處跟著出現痠麻脹痛加上僵硬緊繃的感覺，俗稱「膏肓痛」。

中醫師不傳之祕：
大腸經筋所涵蓋的「膏肓」與病入「膏肓」有何不同？

記得剛開始學中醫時，發現背部有「膏肓」部位，也和大家一樣馬上聯想到「病入膏肓」是不是就是指這個部位。其實不是的。

大腸經筋所涵蓋的「膏肓」，位於肩胛骨與脊椎之間的區域，這個區域前面是重要的心、肺兩臟，有三條經脈系統經過。除了大腸經筋之外，還有它的好朋友小腸經筋「後走腋後廉，上繞肩胛，循頸」，因為小腸經與心經為表裡經，當然要對心臟表示忠誠，特別從後背加以保護。

所以大腸經經筋是從肩峰橫向包覆肩胛骨及膏肓，小腸經經筋則是從腋窩向後向上包覆肩胛骨，雖然沒有直接循行到膏肓，但是肩胛骨是膏肓的外圍，肩胛骨的經筋變化也會影響膏肓（詳細內容將在小腸經筋篇介紹）。除此之外，人體最長的經脈—足太陽膀胱經系統，主要循行在人體背部，也以大面積包覆方式通過膏肓部位，可見膏肓的重要性。

至於「病入膏肓」這句成語的膏肓，古人稱心尖脂肪為「膏」，心臟與膈膜之間為「肓」，「膏肓」合起來，其實是指心臟深層的部位。心臟是決定一個人生死的重要器官，當病邪深藏在「肓之上，膏之下」，這個接近心臟的隱匿位置，施以補法恐怕營養會被病邪奪走，使用瀉法又怕打擊到心臟的正氣，這就像要搶救被壞人近身挾持的人質，放他們走或進攻搏擊的兩難是一樣的情況。而當各種治法都難以取效時，「病

入膏肓」幾乎是無藥可救的同義詞了。

幸好，大腸經經筋系統的膏肓痛屬於一般性的上背筋膜痛，類似西醫所說的菱形肌筋膜炎，是常見的背痛，但還沒到致命的程度。

雖然，大腸經筋所經的膏肓部位與古人說的膏肓不同，但因這個部位的深層組織就是肺臟與心臟，如果膏肓痛長久不癒，表示氣血嚴重不通，病甚者，還會出現胸悶、氣短、喘促等症狀，膏肓部位肌肉變得特別腫硬或是軟陷，有此情況就不僅僅是筋膜痛，表示已經影響到心肺功能了。而且心肺功能異常也會反映在膏肓，例如心肌梗塞的疼痛部位就出現在左側肩膀及膏肓。千萬別掉以輕心喔！

治療膏肓痛的妙招

膏肓痛是現代人常見的疼痛，也是中醫門診常見的病症。

在醫治胸背部疾病時，有經驗的中醫師總會提醒年輕醫師：記得「胸背薄如餅」，要注意安全！因為胸背部的肌肉比起腰腹部及四肢肌肉相對較薄，深層又是重要的心肺，所以自古以來，醫書及老師們都一直提醒醫師，在胸背部施作針灸治療時務必要注意深度和角度，以維護病患安全。而膏肓部位就位在上背部，下針當然也要小心。遺憾的是，不時還會耳聞由於直接在該處扎針而導致氣胸的案例。

其實，要改善膏肓痛，根本不必冒這種風險！

大腸經的經筋既然抵達膏肓，自然就有妥善又安全的解決方案：那就是對側的手三里穴！

為什麼會用手三里治療膏肓痛呢？

其實這來自於個人經驗。有一次左側的手三里穴附近非常痠痛，持續數日未能緩解，忍無可忍之下，用力去揉按它，當疼痛緩解之後，突然發現右側長期痠痛的膏肓部位也跟著輕鬆。當下不信邪，再換按右側手三里穴，左側的膏肓真的也跟著舒緩。回頭查看醫書，終於理解大腸經筋「繞肩胛，挾脊」就是膏肓部位，此後臨床上運用手三里治療對側膏肓痛，療效佳且安全！讀者平常也可自行揉按來保健。

請注意，手三里按壓越痠痛，代表對側膏肓也很痠痛，但問題不在手三里，而在對側膏肓，只要持續輕緩的按揉，就能同時改善手三里和膏肓疼痛，這也是保健心肺功能的好方法。手三里取穴法會在保健篇介紹。

大腸經也可治療大椎腫痛

前面提過，在經脈及經別中提到的「柱骨」，我們認為是指大椎部位。

雖然大腸經筋在肩背部位沒有特別提到大椎，若將大腸經筋兩側背部區域合併，兩側都「夾脊」，就會明顯看出大腸經筋其實是夾住大椎穴。所以在此一併提供治療大椎腫痛的秘法！

「大椎」顧名思義就是很大的脊椎，位在第七頸椎棘突隆起最高，

低頭時會特別明顯，所以才稱為「大椎」，它的下方就是屬於督脈的大椎穴。大椎穴是諸陽經之會，身為多氣多血的手陽明大腸經當然不會錯過與之連結的機會。大腸經筋「繞肩胛，挾脊」更證明大腸經脈通過此地，經筋才會特地循行至此加以保護。

大椎處的痠痛也很常見。在過去辛苦的年代，許多長輩們常需挑擔或背負重物，時間久了之後，大椎處會高高聳起，宛如趴著一隻民間拜拜用的「麵龜」。拜科技之賜，近年的低頭族也逐漸出現了「麵龜」。腫脹的大椎不僅局部痠痛，因為它位在頸部與肩部的交會處，也會牽引頭肩部疼痛，加上它又是人體氣血上下左右流動時很重要的十字路口，大椎腫硬會阻礙頭部的血液循環，常讓病人出現失眠、頭痛頭暈、記憶力減退、高血壓等症狀，影響層面很大。

大椎腫痛該如何改善呢？

首先當然要改變「低頭」的習慣。

至於在專業治療上，我們會選用曲池穴。這跟兩個中醫概念有關。

第一「經之所過，必治其病」，意思為只要是經脈所經過部位所出現的疾病，都可以選用該條經脈的穴位來治療。這個概念應該很合理，就如只要是火車列車所經過的車站，旅客都可以上車下車，幫助疏運候車人潮。

第二「以形治形」，這就是傳統「吃什麼補什麼」的概念。同理，手三里能治療膏肓痛，是因為膏肓屬於肌肉結構，手三里穴也是肌肉結

構，所以「以肉治肉」；大椎腫痛使用曲池穴，因為大椎位於頸肩部可動的關節，曲池也位於手肘部可動關節，所以「以關節治關節」臨床應用既安全有又效。

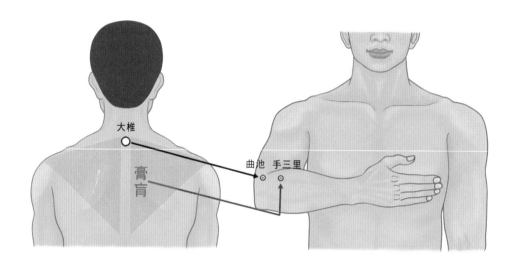

曲池穴「以關節治關節」治療大椎病症。
手三里穴「以肉治肉」治療膏肓病症。

3. 頭面部

大腸經筋從頸部分出二條路線：

一條分支，上行面頰，結在鼻旁的顴骨。（路線 7）

一條直行，向上走在手太陽小腸經筋的前面，沿著頭髮邊緣，到頭的左角，橫向網絡頭部，再向下抵達右頷部。（路線 8）

從頸部發出的支脈

從臉頰到顴骨的斜切線，涵蓋經脈中「上頸，貫頰……還出挾口，交人中」的部位，只是經筋走在同側，沒有交叉到對面的鼻旁。下圖將兩側經筋合併，明顯看出這條支脈主要包覆大腸經脈同側的口與鼻部位。

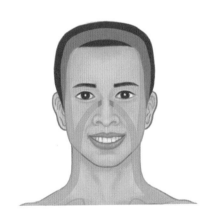

從頸部發出的直脈

　　手太陽小腸經經筋循行在面部側面走至耳部，大腸經經筋出於手太陽小腸經之前，表示會經過耳前，向上沿著髮際，抵達頭的左角，越過頭部，向下止於右頷。

　　這條直行經筋覆蓋在五官的外圍，沿著髮際，橫越頭部，很像戴著髮箍，臨床上只要是橫越頭部的頭痛，我們都稱為「髮箍型頭痛」。這條路線也與台灣到處可見的 7-11 超商 logo 類似，因此戲稱它為「OPEN 將」頭！

　　從頸部發出的兩條經筋，支脈從側面包覆口與鼻，直脈從上面包覆頭面外圍，兩條經筋聯手將頭面五官緊緊的裹住，給予全面保護。

 ## 中醫師不傳之祕

【提醒：以下內容主要提供給中醫師參考，一般讀者暫時略過也無妨。】

　　大腸經筋頭面部（路線 8）這條直行經筋，向上橫越頭部到對側面部的路線，雖言簡意賅，但卻留下三個疑義。

1. 這條橫越頭部的路線是雙向或是單向？

　　《內經》對於經脈循行是有一定的寫法，例如大腸經脈循行「還出

挾口，交人中─左之右，右之左，上挾鼻孔」，特別指出是雙向交叉。

　　膽經經筋也橫越頭部，原文說「上額角，交巔上，下走頷，上結於
頄。其支者，結於目外眥，為外維。」並未特別註明從何側的額角向上
交到頭頂，再跨越到對面。如下圖。

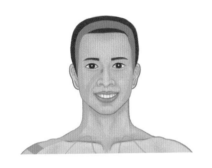

大腸經筋頭部循行圖

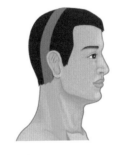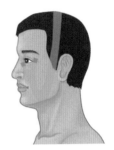

膽經經筋頭部循行圖

　　膽經經筋病候中出現「維筋相交」名詞，其中，「維」與眼睛有關。
足三陽經筋分布在眼睛周圍，足太陽經筋走在眼睛上方是為「目上綱」，
足陽明經筋走在眼睛下方是為「目下綱」，膽經經筋結在眼睛外角是為
「外維」。

　　膽經經筋在眼睛外維相交會而出現拘急的「維筋急」病候：「從左

之右，右目不開，上過右角，並蹺脈而行，左絡於右。故傷左角，右足不用，命曰維筋相交。」病候中舉例說明，膽經經筋在頭部的循行與左右交叉的陰蹺脈、陽蹺脈（屬於奇經八脈）並行，因此若是從左側額角跨到右面的經筋損傷，右足就難以行走。以「維筋相交」這種說法來看，損傷通常不會只發生在單側，因此可以推論，膽經經筋橫越頭部的路線理論上是雙側交叉。

反觀大腸經經筋的循行則只有「上左角，絡頭，下右頷」，再無其他補充論述，依照前面的推論，單向循行的機率很高。

2. 如果路線 8 真的是單向循行，會是什麼走向？

首先，我們先定義「左」側是人體的哪一側？

依據中醫的臟腑氣機學說，肝氣升於東方，位在人體的左側，因此說「肝氣升於左」；肺氣降於西方，位在人體的右側，因此說「肺氣降於右」。

但因為肝臟實質器官位於人體的右側，所以中醫自古以來，就一直為了身體哪一側屬於東邊而爭論不休。

重新檢視資料才發現，主要問題來自於多數人只看到「肝氣升於左」這個結論，而沒有注意到前面有個必要條件「南面而立」。惟有當我們採取坐北朝南或朝向南面站立的方位時，左側為東方屬於肝這個論述才成立。一旦南北向的位置改變時，東西方位也應隨之調整。

就像我們來到一個陌生的城市，剛走出車站，一時之間不知東南西

北，只要詢問當地人這個城市的南北方位，我們就站在北方，面朝南方，此時左手這一邊就是東方！

所以「肝氣升於左，升於東」不是絕對位置，而是相對位置！如此一來，千古以來的方位爭執就自然消弭了！

年輕的吳立工醫師將我們在診間討論的議題寫成以下有趣的故事，題目是「爺爺的左手—肝生於左」，內容我稍作修飾。

小白與爺爺住在黃河邊上，一戶坐北朝南、負山傍水的窯洞之中，黃土高原氣候寒涼，坐北朝南的方位可以得到陽光充足的照射，祛除洞內的陰濕，寒冬時，可以阻絕從北方而來的凜冽寒風，炎夏時，則能迎接夏日涼爽的南風，因此有冬暖夏涼之效。

小白漸漸長大了，渴望去探尋遼闊的大海，疼愛他的爺爺唯恐他會迷路，跟他說：「小白呀！你要記得，只要我們站在北方，面向南方，左手邊就永遠都是東方，只要往東方走，你就可以看到夢想中的大海了！」

天地的方位

中國古代看待世界的視角和當今科學化的社會有所不同，古人是以「坐北朝南」的方位觀點來看待這片天地，當採取這樣的方位時，左手邊很自然的就是東方，右手邊則是西方。東邊是太陽升起的一方，主陽氣的升發，而西方則是夕陽西下的一面，主陽氣的肅降。

人體的方位

從五行及五方對應五臟關係來看，心的五行為火，屬於南方，而腎的五行為水，屬於北方。依照自然規律，火性炎上，會向上燃燒；水性趨下，會向下流動。

要訂立五臟在人身的方位，須要先定南北。心火炎上，所以位於人體的上方；腎水下流，所以位於人體的下方。心屬南方，人體的上方成為南方，腎屬北方，人體的下方成為北方，與一般的認知剛好相反。當南北定位之後，東西方位則自然而然地確定了，就像是爺爺跟我們說的，只要坐北朝南，左手邊就是東方。如下圖。

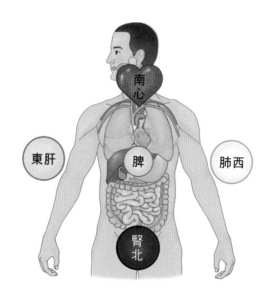

人體的五臟方位圖

當我們以局外人身份坐在「腎北」的位置，面向「心南」方位來看這個身體時，我們的左手側是「肝東」方位，右手側就是「肺西」方位。而就身體本身而言，右手是「肝東」方位，與肝實質器官在同一側，氣機主升；左手是「肺西」方位，氣機主降，與大腸的氣機方向相符，後文會再說明。

面部的五臟方位也是如此。中醫診斷學說：「左頰部肝，右頰部肺，額心頦腎，鼻脾部位。」

前面介紹過，在五行方位關係上，腎水屬北，心火屬南。在面部的五臟方位方面也一樣，心屬南，位在額頭，是為「額心」；腎屬北，位在下巴，是為「頦腎」。當南方位在面部的上位，北方位在面部的下位時，東方與西方的位置也該跟著配合，右面部就成為東方屬肝，左面部就成為西方屬肺。如右圖。

現在回歸到大腸經筋「上左角，絡頭，下右頷」。依據前面對於左側的定義，這條經筋應從身體的右面部向上繞過頭到左面部。

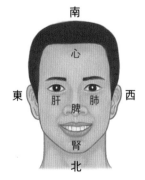

面部的五臟方位圖

3. 再者，如果路線 8 真的是單向循行，目的是什麼？

　　十二經絡系統之中，唯獨大腸經和膽經在頭面部交叉。前面推論過，膽經經筋為雙向交叉，大腸經脈也是雙向交叉，但大腸經筋可能是單向循行，這是很有趣的現象。

　　這個問題我也想了很久。有一天癡癡望著大腸的型態，突然間好像同時看到了 OPEN 將！

　　大腸由右下腹盲腸開始向上為升結腸，轉彎為橫結腸，到左腹向下為降結腸，乙狀結腸，最後為直腸，是為ㄇ字形走向。大腸很明顯是由右腹橫跨到左腹，也是人體唯一以條狀橫越兩側的器官。

　　大腸經筋在頭面部的跨越分布與大腸橫越人體兩側的走向類似，請參閱下圖。

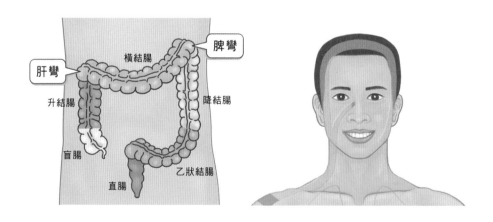

大腸型態與大腸頭部經筋對照圖

總論中介紹過，大腸為「傳導之官，變化出焉」，在食物轉換為精微物質，再變化為氣血津液，推動全身機能的過程中扮演重要角色。讓我不禁猜想，大腸經筋是為了配合大腸ㄇ字形的走向，加上陽明主面，所以才投影在頭部。

大腸屬腑，氣機以降為主，但是從盲腸向上為升結腸，需要一股向上的力量，才能對抗地心引力。橫結腸的兩端轉彎處與肝、脾接近，分別稱為肝彎和脾彎（中醫的脾臟包括現代的脾與胰）。依據中醫的臟腑理論，肝主升發，脾主升清，兩者都是向上升的力量，有助於大腸氣機的推動力。尤其大腸與肝為拜把兄弟，肝氣雖說生於左，實質臟器位在人體的右側，正好與升結腸同一側，大腸當然可憑藉肝的升發力量，加強升結腸向上推動的功能。

大腸到了腹部左側，轉為降結腸，氣機向下降。肺雖說氣降於右，其實肺是在人體的左側發揮下降功能，正好與降結腸同一側，氣機也都是下降。所以大腸的實質結構：右腹升而左腹降，剛好體現人體及面部的五臟方位圖。我想這不是巧合，而是人體的奧妙！

依據以上推論，大腸經筋（路線8）可能是大腸型態與機能的投影，也說明人們常見左肩背偏腫的情況，我們就可藉由按揉或針灸來改善大腸機能。

人體經絡是分工合作的聰明系統

看完大腸經筋，大家也許會擔心，大腸經筋努力的經過上肢部、肩

背部、頭面部，但卻沒有保護到腹部的大腸，這樣會不會有問題呢？

　　請放心。經絡系統是很聰明的系統，它會兼顧效率與安全。由於保護腹部的重責大任已經交由大腸經的老大哥——胃經經筋系統提供完整的照護，所以它就不需要重複做工。相對的大腸經為了回饋胃經的照顧，也以頭部劃過一圈的經筋路線來保護胃經經脈在額顱的循行。這兩兄弟互助互補的良能分工，可是經過精心設計的喔！

大腸經筋——病候

　　大腸經經筋病候都與它循行的部位有關：

整體部位

　　經筋循行所經過的部位，包括手腕、手臂、膏肓及頭面部等出現僵硬、痠痛及抽筋現象，這就是經筋病候的特色。基於這樣的特色，中醫才能以「經之所過，必治其病」的概念，善用經絡循行的線索來幫助病人拔除病根。

肩頸部位

　　肩關節不能向上抬舉，頸部不能左右轉動，也是大腸經經筋的重要病候。

　　大腸經絡系統三個重要循行部位：肩髃、柱骨及缺盆，都位在此區

域，所以本部位的病候才會被特別提出來。

　　整體而言，肩頸部位上下左右活動不利，是現代人常見的疾病，可見肩頸疾病是人類共同的問題，而且古今皆然啊！這類病症常見於落枕，例如脖子卡在一側不能動，同側的手也抬不上來，甚至還會牽連到膏肓也痛，頭部抽痛等，通常會在肩髃、柱骨及缺盆這三個部位找到壓痛點，此時就可以選取大腸經位於肘關節以下的穴位治療。

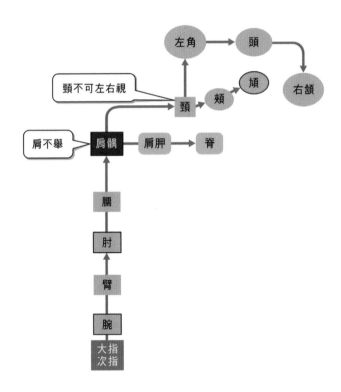

大腸經筋循行與主要病候對照圖

總結

　　大腸位於腹部，屬於下消化道，除了承擔自身的消化任務，成為「傳導之官，變化出焉」之外，還透過大腸經絡系統與位在胸部的肺臟相連屬，建立表裡關係。透過這樣的關係，大腸經就能協助肺一起承擔保護人體、疏散外邪、通利鼻竅、改善皮膚問題的工作，更重要的是大腸經還參與了人體重要的呼吸功能與津液代謝。

　　大腸經身為人體第二條經脈，也保留了著許多演化遺跡，例如在牙齒與耳朵部位，所以古人稱大腸經為「齒脈」，牙齒就成為大腸經系統的重點部位之一。

　　至於大腸經循行所過的部位，從食指經肩膀到面部，都與日常生活與人際關係息息相關，也讓大腸經成為十二經絡中最善於「承擔」的經絡系統。

大腸經的保健

大腸經脈圖和經穴圖

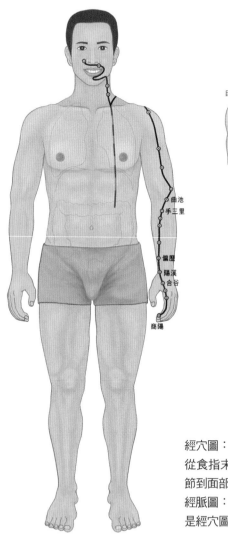

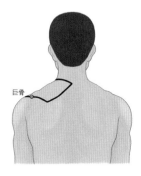

巨骨

曲池
手三里

偏歷
陽溪
合谷

商陽

經穴圖：
從食指末梢商陽穴經過腕關節、肘關節、肩關節到面部鼻旁迎香穴的路線，沒有經過胸腹部。
經脈圖：
是經穴圖加上胸腹部及上背部的路線。

身為大胃王家族的陽明小兄弟，隨和且認真的大腸經主要配合肺執行呼吸、皮毛和水液代謝功能，配合胃執行消化與排泄工作。

大腸經共有 20 個穴位，分布在上肢和頭面部，從食指的「商陽穴」開始，沿著手臂的陽面前線，到面部鼻翼旁的「迎香穴」為止。

大腸經的重要保健穴位與功能

再次提醒讀者，在經絡上取穴時，肢體的擺位很重要，擺對姿勢才會找到正確的穴位。

例如在取大腸經從腕關節至肘關節這段健美路線的穴位時，務必採取「拱手」和「立掌」的方式，將手肘彎曲 90 度，如古人拱手作揖的姿勢，將手掌立起來，掌心朝向胸口，這樣才能正確取到大腸經的穴位。

為什麼要這麼麻煩呢？

因為人類雙手真的很萬能，手臂的橈骨與尺骨可以交叉，以便手臂做扭轉運動，例如扭毛巾、轉開瓶蓋等。如果沒有拱手及立掌，就很容易誤取到三焦經的穴位。

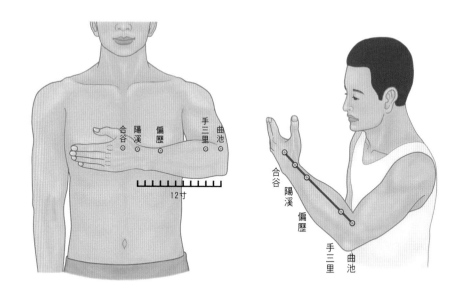

大腸經取穴時的拱手和立掌姿勢

之前總論介紹過，大腸為傳導之官，除了負責「蒸津液」回收體內，並且「泌糟粕」形成糞便排出體外，它還與肺、胃、心、肝、腎等臟腑經絡系統共同完成重要任務，見下頁圖。

在經脈篇中，曾介紹「向前看齊專線」有六個穴位與大腸經的其他臟腑經絡關係相合，其中位於食指末梢的起始穴「商陽穴」為井穴，十二經脈都有一個井穴，所有的井穴都具有很強的開竅醒神功能，臨床上常常多個井穴合用來搶救急症，因此商陽穴就不另作介紹。

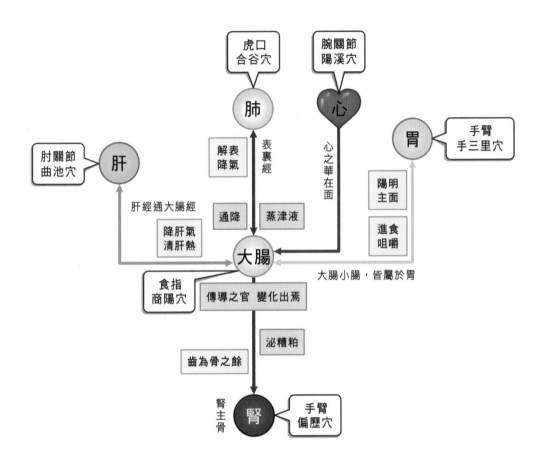

大腸經與其他經絡臟腑關係圖和穴位對照圖

以下依照五個穴位的功能特性，劃分為兩組：

肺大胃肝組：合谷穴、曲池穴、手三里穴。

護心通腎組：陽溪穴、偏歷穴。

肺大胃肝組：合谷、曲池、手三里

• **合谷穴**（LI 4）：位於大姆指與食指之間的虎口處，沿著食指橈側向上，在第二掌骨的中點，貼近第二掌骨邊緣取穴，按壓時會有明顯的痠脹痛感。

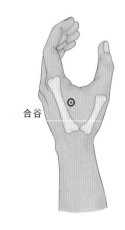

合谷

合谷穴是大腸經的原穴，中醫認為「五臟六腑有病取之原」，意思是五臟六腑本身的疾病，都可以取用該經的原穴來治療，所以合谷穴可以治療大腸腑及大腸經的疾病，也因此成為大腸經的代表穴。

然而合谷穴的功能非常強大，遠遠超過大腸經的範圍，不僅是全身的強壯穴之一，也因氣血俱足，對於刺激的反應大，還被列入搶救生命時的「回陽救急九針穴」之一，合谷穴名的響亮程度早已超過大腸經。

為什麼合谷穴會有如此強大的功能？

合谷穴除了屬於多氣多血的大腸經原穴之外，還有來自合谷穴位置

之獨特性，首先與演化有關。

在本系列書卷一的序篇曾介紹過「合谷太衝開四關」，在人類演化過程的猿猴階段，合谷與太衝穴正是位於手足相對位置，這也是抓握時可以如鉗子般施力緊握的部位，尤其是手部「虎口」的位置，是主要的施力點。

虎口這個名稱很有意思，在中國傳統四象觀念包括「東青龍，西白虎，南朱雀，北玄武」，中醫也常用這個觀念來診治疾病。例如肺的方位屬於西邊，與白虎有關，所以不僅有清肺胃熱盛的「白虎」湯，更因為大腸與肺為表裡，合谷穴可兼治肺病，因此合谷所在部位稱為「虎口」，一方面表達出與肺的關聯，另方面也體現出穴位功能的威猛感。

其次，近代大陸的張穎清教授發明「生物全息診療法」，簡單說就是生物體的某個部分都含有生物體的全部訊息，例如植物的一片葉子或一顆種子都包含有這棵植物所有的訊息，這就是張教授的「全息生物學」。利用這個概念，張教授提出人體的第二掌骨側有一個全息穴位群（如下頁圖），對應到全身所有部位，因此可用來診治全身疾病。合谷穴就位在第二掌骨的中央，其重要性可想而知。

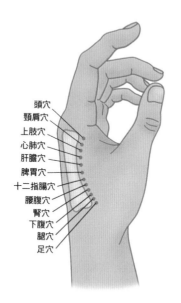

頭穴
頸肩穴
上肢穴
心肺穴
肝膽穴
脾胃穴
十二指腸穴
腰腹穴
腎穴
下腹穴
腿穴
足穴

手的第二掌骨全息穴位圖

　　我們再從另一個角度來看，假設合谷穴是一棟房子的話，第二掌骨就是它的前院與後院，合谷穴的經氣就會在此區域流動，因此也可將第二掌骨視為合谷穴的代表區。

　　合谷穴的標準位置在第二掌骨中點，依據張長琳教授的著作《人體的彩虹》研究發現，隨著病情變化，穴位是會挪移的，難怪中醫古籍《難經》會強調「知為針者，信其左」，在針刺之前，以左手按壓和刺激穴位，以確定穴位位置和經氣的來臨，再下針治療。

　　合谷穴位置的特異性以及多氣多血的特性，具有強大的通行氣血、通關過節的功力，造就了它從頭到腳，從裡而外，幾乎無所不治的英雄

角色。歸納重點如下：

1. 從頭到腳系列
專治頭部五官疑難雜症

　　大腸經循行至頭面部，陽明主面，中醫說「面口合谷收」，合谷穴擅長治療頭部及面部五官疾病，例如頭痛、頭暈，面痛如三叉神經痛，面癱如面神經麻痺，耳聾耳鳴、目痛、鼻病、牙齒痛等。

　　合谷穴對於眼睛疾病還有特殊專長。

　　現代人由於長期使用 3C 產品，過用眼睛，眼睛常常覺得痠澀疲倦。由於中醫認為肝開竅於目，眼睛的疲勞與肝有關，所以稱為「肝勞」，相當於西醫的「視疲勞」。

　　但是眼睛疲勞有來自眼睛深層的眼底疾病，例如視網膜病變等，也有來自於眼睛淺層的疾病，例如眼球外部有六條肌肉稱為「眼外肌」，與眼球的上下左右活動有關，當眼睛長期固定注視電腦或手機時，會導致眼外肌僵硬，而出現眼球痠痛、眼睛轉動不利，此時合谷穴就是最佳緩解痠痛的穴位。由於穴位的位置會隨著病情移動，所以要在眼睛對側的虎口區域，尋找特別痠脹的疼痛點，加以按揉後才能見效。

　　我個人對於頭面五官科疾病特別有興趣，過去在台北時也曾開設中醫眼科門診。從臨床診治經驗中發現，大腸經循行至頸肩，病候有目黃

之症，可見頸肩與視力之間有密切關係：肩頸僵硬會影響視力，反過來說，視力問題也會造成肩頸的僵硬。有趣的是，多數人都是左頸肩偏腫，而且頸肩僵硬腫脹程度與眼睛病情成正比，與年齡、性別或職業都無關。曾有天生弱視的嬰兒來就診，也一樣出現頸肩僵硬的現象，只好建議爸媽幫孩子熱敷按摩，緩解僵硬現象來保護眼睛。

髖關節疼痛

以合谷穴治療髖關節疼痛也是來自個人經驗。

之前在台北工作時出了捷運站，還要走 15 分鐘的地下街路程才能到達醫院。有時趕時間，會加快腳步。某次在快走時，右側的髖關節突然一陣刺痛，關節當場被卡住，無法前進。當下心裡很著急，因為快要遲到了，怎麼辦才好？想到合谷穴的止痛效果一直很好，而且它氣血充足，也許可以緩解症狀，所以就用力掐左手的合谷穴，沒想到痛感馬上消失，關節也被解鎖，立刻可以邁步前行。

後來查資料，發現在人體上下部位的對位關係上，合谷穴對應到髖關節，自此臨床上時常應用在髖關節的各類疾病，效果還不錯。

由此不禁唱嘆「百病成良醫」有時還真有道理。當醫師自己真的生過病之後，對於疾病的發展和身體的變化會產生深刻的感受，也是無價的學習經驗。我也據此勉勵年輕醫師們，珍惜自己每一次生病的機會，從中好好觀察與學習。

2. 從裡而外系列

急救要穴

前面介紹過，合谷穴氣血充足，刺激反應大，是回陽救急九針穴之一。

止痛特效穴

我常開玩笑說，合谷穴是人體萬用止痛穴，而且比止痛藥好用。中醫說「不通則痛」，合谷穴大通氣血，可以緩解許多痛症，除了前面介紹過的症狀之外，還有胃痛、腹痛，當然也包括便秘難出的疼痛，婦女的痛經、筋骨關節痠痛等。建議採用對側穴位，如痛在左半身就按右側合谷穴，反之亦然。

天然的健胃整腸藥

大腸與胃都屬於陽明經，合谷穴可以同時調節腸與胃的功能，促進消化吸收與排泄，無論是胃口不佳或過佳，便秘或腹瀉，腹脹腹痛，甚至暈車暈船的噁心嘔吐（配合心包經的內關穴效果更好）等都可以改善，是人體天然的腸胃藥。

強身保健大穴

陽明經多氣多血，大腸經的合谷穴與胃經的足三里穴屬於氣血充沛的大穴，自古以來都是重要的強身保健穴。可以按揉，也可以熱敷或加灸。

合谷穴通行氣血能力很強，若加上脾經的三陰交穴功能更強，對於懷孕中的婦女就要謹慎使用這兩穴，以免促進氣血活動，導致子宮提早收縮而引起流產。

強化人體對外的防護網，提高免疫力

大腸經為肺經做了許多工作，其中肺主表，掌管衛氣，彷彿為人體的體表鋪上一層保護網，避免外在邪氣的侵襲，這就是現代常說的免疫力，免疫力強的人，比較不會被外在的病毒細菌所侵襲。

合谷穴可以協助肺經建構強壯的保護網，提高免疫力。如果不幸被外邪入侵，出現發燒、流鼻水、咳嗽等感冒病症時，合谷穴也能有效的排除外邪，緩解症狀。

合谷穴配肺經的列缺穴是大腸經原絡配穴。兩穴都是該經的代表穴，可視為模範生組合，而且還樂在互助，合谷穴幫忙列缺穴治頭項痛及外感病；列缺穴幫合谷穴調和腸胃以及面口疾病。在天氣多變化、容易感冒的季節或是腸胃功能不適時，都可多多按摩這兩個穴位。

從以上內容來看，合谷穴可視為大腸經與肺經溝通的主要窗口，當然也就獨具強大功效。

・ **曲池穴**（LI11）：穴名為曲池，取本穴當然要曲肘囉！曲池穴就位在肘關節橫紋的外側端，按壓也會有痠痛感。

曲池穴是大腸經的合穴，《內經》說「合治內腑」，善於治療六腑本身的疾病，與「五臟六腑有病取之原」的原穴合谷穴，某些時候可以看作夫妻穴位組。

在經脈病候篇中提到，氣有餘會出現熱腫，氣虛會出現寒慄的病症。曲池穴偏陽偏瀉，善於清熱消腫，合谷穴偏陰偏補，善於溫陽祛寒，兩個穴位一寒一熱，成為大腸經最佳拍檔，也有宛如夫妻般的陰陽特質。

不過，上述有關曲池穴跟合谷穴的陰陽寒熱特質是相對的關係，只是用來互相比較，而非絕對的特質。

曲池穴當然還有自己的特殊治療能力，可以分為內臟疾病和肢體疾病兩類。

1. 治療內臟疾病

自治大腸疾病

可以治療大腸經本身的疾病，尤其善於治療熱性病，只要是大腸經絡系統所經之處的熱病都可使用，例如大腸熱盛的便秘、牙齒腫痛、肩膀紅腫熱痛等，都能清熱消炎止痛。

為肺排憂解難

肺為嬌臟，五行屬金，最怕火來相剋，善於解熱的曲池穴特別能為

肺解除火熱困境。例如肺主皮毛，曲池穴能疏散滯留在皮膚的風熱邪氣所造成的皮膚癢、痤瘡等，所以曲池穴可是中醫的美容要穴。

臨床上，中醫也常用通利大便的方法，讓體內的熱邪從大便而出，來改善皮膚病，就是肺與大腸相表裡關係的運用。

肺主表，曲池穴可以解除表邪，治療感冒。在感冒初期，鼻涕和痰還是白色時，病情偏寒，可用合谷穴為主來治療。一旦鼻涕和痰逐漸變成黃色，喉嚨腫痛，身體發熱時，病情已經化熱，就需使用曲池穴來清熱解表。

與肝同心協力

前面介紹過，大腸與肝是麻吉的拜把兄弟，兩經合力，共同透熱解毒，治療頭痛頭暈，口苦嘴破，改善睡眠，控制血壓，還能舒緩眼睛疲勞，改善視力！

2. 治療肢體疾病

這邊所提及的肢體疾病，其實就是經絡循行所經部位的疾病。包含：

解大椎腫緊。（可參閱經筋篇）

治療腰痛及膝關節痛。

《內經》提供一個很棒的手肘與軀幹對位診斷方法：

「肘所獨熱者，腰以上熱。手所獨熱者，腰以下熱。」《內經》以手肘對應人體的腰部，手肘到手腕的部位對應腰以下部位。周左宇老師常以曲池穴透到對面的少海穴（屬於心經）治療對側膝關節痛，後來

被我借用來治療腰痛，尤其是第四第五腰椎附近的疼痛特別有效。因為第四腰椎棘突下旁開 1.5 寸有一個穴位叫做「大腸俞」，一看穴名就知道與大腸有關。沒錯！大腸俞是大腸將自己的經氣轉輸到背部存放的位置，而大腸經是聯絡大腸的經脈，透過這層關係，大腸經的穴位就可以治療大腸俞的疾病。

治療網球肘：直接在病位取穴，特別適用於已經在肘關節處形成筋結腫塊的情況。

- **手三里穴**（LI10）：取本穴時務必拱手，在陽溪穴與曲池穴的連線上，肘關節橫紋下方 2 寸（約 4-5cm，或手指的二至四指橫幅寬），肌肉最高點就是本穴。輕輕按沒有感覺，但用力按壓，會有明顯的痠脹痛感，甚至會痛到呲牙咧嘴。不信，您現在就可以試試看！別說我沒提醒你喔！

本穴有二個治療特色：

1. 治療腸胃病

大腸經與胃經是手足同名經，腸與胃功能也密不可分。胃經老大哥在小腿上有一個名聞遐邇的穴位「足三里」，是胃經的代表穴，能強健胃的機能，促進營養吸收，所以是人體的強壯穴之一。大腸經小老弟在手臂上的「手三里」，名字相同，只差手與足，可視為足三里的迷你版，也具有足三里的功能，只是威力稍微小一些。因此手三里穴就能健胃整

腸，治療腸胃疾病，如腹部脹痛、消化不良、食慾不佳、面黃肌瘦、大便異常等。

2. 治療膏肓痛

在經筋篇介紹過，大腸經經筋循行到上背部的膏肓區域，手三里穴以「肌肉治肌肉」的概念，善於治療對側膏肓痛，而且膏肓越痛，手三里壓痛感也越強。許多人第一次按壓自己的手三里穴時，常痛到哇哇叫，因為事先完全沒預料到壓這個穴位會這麼痛。別擔心，多按壓幾次痛感就會減低，對側膏肓痛也會緩解改善。

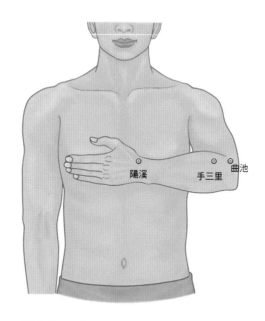

陽溪　　手三里　　曲池

曲池穴、手三里穴、陽溪穴穴位圖

護心通腎組：陽溪、偏歷

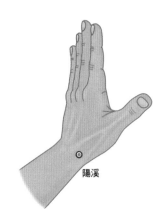

陽溪

- **陽溪穴**（LI 5）：在腕關節的橈側，拇短伸肌腱與拇長伸肌腱之間凹陷處。

簡易取穴法：將拇指向上翹，拇指後上方腕關節三角形凹陷處的底部，剛好就在腕關節的縫隙中，按壓時會非常痠痛。

陽溪穴是大腸經的經火穴，陽氣很旺，善於推動氣血的流通，是大腸經很強的補陽氣穴位。

周左宇老師上課時，曾分享他的友人以艾草灸陽溪穴來治療心律不整的經驗。當時聽到覺得不可思議，後來門診時，遇到一位婆婆突發心律不整，教導她按壓陽溪穴後，心律真的就逐漸平穩下來，從此才開始相信陽溪穴可以調整心律。

肺經的太淵穴跟陽溪穴只隔一條筋，太淵為脈會，本身就具有調節脈搏節律的能力，我想若能將兩穴合用，效果應該會更好，所以就持針試著從陽溪穴透到太淵穴，真的順利透針，而且效果更好。

我後來還去跟周老師「獻寶」，說陽溪透太淵也可以控制心律。這次換老師覺得不可思議。所以當場就在老師的手腕透針試試，幸好沒漏

氣，一針透二穴，成功！這種針法也是古典針灸派特有的「擔法」。看到老師讚賞的表情，很開心。從此陽溪透太淵就成為治療心律不整的常用組。

在總論介紹過，心肌梗塞有許多前兆，包括有牙痛、下巴痛等，這些部位都在大腸經的循行路線，此時要趕緊行氣活血，而善於大補陽氣、推動氣血的陽溪穴就可以派上用場。所以有心律不整病史的讀者，平時可以按壓本穴保健，加上心經的少府穴效果更快。

最後還要一提，陽溪穴鄰近俗稱「媽媽手」手腕關節腫脹疼痛的部位，但臨床上治療媽媽手，不一定要從陽溪穴著手，尤其局部有急性發炎，若再加以按揉或針刺，會加重炎症，此時可以酌取大腸經遠端的穴位，如曲池穴、手三里，甚至頭部膽經的風池穴，都有助於緩解疼痛。

・**偏歷穴**（LI 6）：偏歷穴是大腸經的絡穴，因此能治療本經的耳鳴耳聾及牙痛，也能協助肺通調水道下輸膀胱，與腎聯手，治療水腫、腹腫、牙痛等。（細節請參閱絡脈篇）

大腸經的飲食保健法──多喝水、多蔬果、少油膩

大腸屬於陽明經，多氣多血，大腸又主津，如果體內津液不足，很容易產生燥熱的病症，例如腸道乾燥引起的便秘，腸道的火氣熱毒還會牽連無辜，若循著經絡影響到肺，肺開竅於鼻，主皮毛，就會出現鼻乾鼻癢，甚至鼻腫、鼻塞、鼻瘡等，咽喉乾痛，皮膚搔癢等；若影響到胃，就沒有胃口，口乾口臭，牙痛，心情煩躁，失眠等狀況。

所以大腸經的簡要保健方法，就是多喝水，多吃蔬菜水果，隨時補充水分津液。

從時間特質來看，大腸經主要旺於卯時，即清晨 5-7 點，承接在肺經之後，當肺將新鮮的氣血準備就緒，人體在寅卯之交甦醒，即刻啟動大腸的功能。大腸主津，此時喝一杯溫開水，滋潤腸道，然後前去排便，腸道一空，即具有接受食物的能力。人體的新陳代謝由此開始，多喝水當然就是最佳保健良方。

另外，還要減少吃炸物。根據現代醫學研究，百分之八十的大腸癌是瘜肉逐漸變大而成為惡性腫瘤的。我曾治療過一位男性病患，雖然長年茹素，卻非常喜歡吃油炸物，健康檢查時，竟然發現大腸滿佈息肉，全身也有多處脂肪瘤，尤其是手臂的大腸經和腹部表層最多。

經過一年的中醫診治及飲食控制後，大腸經及腹部的脂肪瘤明顯縮小，經西醫檢查，大腸內舊的息肉已消退，僅新長數顆而已。

臨床上，我常遇到許多年輕時喜歡吃肉、年長之後百病叢生的病人，醫師治療得很費力，病人後悔還得很努力！唉！早知如此，何必當初？

大腸經的生活保健法─包得暖，常揉合谷穴

1. 身體要保暖，減少受風寒。

頭面：

多用口罩保護鼻子，也就是保護迎香穴，可以減少感冒機率，保護肺功能。平常多戴帽子，頭部少吹風，就可減少髮箍型頭痛機率。

肩膀：

肩髃穴是大腸經絡系統的熱門部位，同時也是人體最容易受風寒的穴位之一，好多人過了四、五十歲以後就得五十肩，很多原因來自於年輕時喜歡光著膀子睡覺，或者只穿一件吊嘎（背心），夜裡風寒很容易從肩髃穴進去。建議睡覺時盡量穿有袖子和領子的衣服，防護肩關節及大椎，並能減少落枕機會。

2. 揉按合谷穴，以及輕輕敲打腕關節到肘關節這一段健美路線，都有助於提升免疫力和大腸機能。

大腸經的
人生哲學

肺大胃新年歡唱篇

農曆過年期間，肺經、大腸經、胃經難得聚首，相約去 KTV 唱歌，慶祝經絡書出版。

靈巧的肺經馬上找到自己喜愛的歌，肺主呼吸，以空靈的嗓音，帶著淡淡的哀傷，唱出王菲的「天空」。

健壯聰明又愛現的胃經，立即抓緊麥克風，一口氣唱出台語歌「愛拚才會贏」，然後是國語歌「我的未來不是夢」，最後是英文歌「Forever Young」（主唱：Alphaville）。

聽完肺與胃的歌曲後，大腸經拿起被胃經握得熱呼呼的麥克風，對著相表裡的肺經深情一望，也選唱王菲的歌曲「我願意」，傳達愛意；然後再對著好兄弟胃經唱出「He Ain't Heavy, He's My Brother.」（他不重，他是我兄弟）手足情深，大腸經的體貼真是令人為之嘆息！

大腸經真實生活篇

在真實的生活中，大腸經介於第一條經絡肺經與第三條經絡胃經之間，兩經都很有特色，肺經是潔淨愛美、優雅清高的不沾鍋個性，有時還犯點公主病；胃經好面子，企圖心旺盛，充滿理想，身處江湖，交往複雜，追求最大利益和權力，是十二經絡之中最務實者。肺、胃都很有主見，介於其中的大腸經常要幫兩邊架橋，溝通協調，甚至委曲求全。

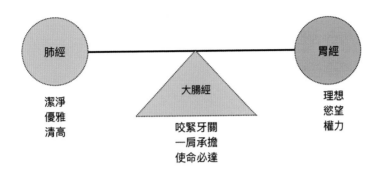

介於肺經與胃之間的大腸經

　　若以家庭關係來比擬，肺經宛如愛漂亮、皮膚白皙的肺媽媽，胃經宛如強壯、好面子的胃爸爸。當肺與胃都習慣以完美形象呈現在世人面前時，在它們的背後，有著樸實的大腸經守護維持著家業：大腸經為肺經拋頭露面，行於頭面部，連結鼻竅，調節呼吸；配合胃經的飲食消化機能，甚且聯合成為頭面與手足部位最堅強的結構。

最硬頸的大腸經

　　大腸經宛如家中的長子或長女，被期望要有深厚的責任感，咬緊牙關，無怨無悔的一肩挑起家業。也因此大腸經常需處理別人不願意沾手的事情，例如幫忙肺去除皮膚癢疹與鼻涕，以保持美麗的皮膚與暢快的呼吸；將胃消化之後的食物殘渣排出體外，讓胃淨空，可以持續吃東西，維持強健的體格。

面對嬌嫩需要呵護的肺經，以及打虎需要親兄弟的胃經，大腸經總是很鐵齒，故作堅強的說：「沒問題，我可以的！」還要露齒而笑，聳聳肩，假裝輕鬆瀟灑。跟診的醫師聽完大腸經這些故事之後，直說大腸經好可憐啊！這也讓我想起一首膾炙人口的男性的情傷歌曲「把悲傷留給自己」：

把我的悲傷留給自己　妳的美麗讓妳帶走
從此以後我再沒有　快樂起來的理由
把我的悲傷留給自己　妳的美麗讓妳帶走
我想我可以忍住悲傷　可不可以妳也會想起我

是不是頗像人前堅強、人後沉重的大腸經！

情緒垃圾桶

中醫相信身與心之間互相影響，由於大腸是消化道的下口，宛如人體的垃圾桶，所以大腸經除了承擔飲食垃圾之外，還包括情緒垃圾，尤其是來自肺與胃的情緒，因為在追求完美和追逐理想的過程中，一旦所求不遂或得而復失，很容易出現負面情緒。如果這些情緒得不到紓解，也會跟著轉嫁給大腸。生活中當負面情緒無法宣洩時，我們也常會說「積了一肚子的大便！」用大便來形容負面的情緒。

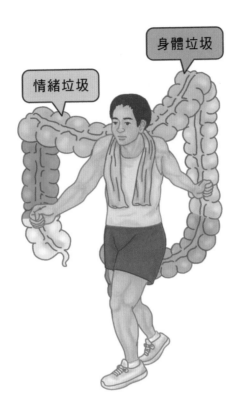

　　當負面情緒持續滯留在腸道裡面就會變質。臨床上見到許多大腸癌的病人都有著情緒垃圾無處可道（倒）的情況。

　　曾問過一位中年的大腸癌患者，是不是情緒都沒有人可以傾訴？

　　病人幽幽地回答：「能跟誰說呢？」

　　無論是食物或情緒，都需要出口，因此我常建議大腸癌病人要幫自

己找一個情緒垃圾桶，無論是真正的垃圾桶，或是可以傾吐心情的閨蜜、麻吉都好，要將負面情緒拋出去，不要累積壓在自己身上。

建議大家在日常生活中要自我提醒盡量避免以下四種「腸子」狀況發生：

「留腸子」：把所有的壓力都往自己身上攬，造成自我傷害。

「大便秘」：負面情緒和不滿找不到排解的方法，積鬱久了成為情緒宿便，更嚴重者，還會變成糞石，自我阻礙。

「直腸子」：只想著自己舒暢，讓情緒一路通降到底，很容易傷害到身邊人。

「瀉肚子」：失去情緒平衡能力，情緒宣洩過於急躁，常陷入負面情緒輪迴中。

怎麼樣才是好的腸子呢？請看下面大腸經的教導。

大腸經的教導

在五臟六腑關係中，大腸屬腑，主瀉而不留藏，氣機以向下通降為和。

想一想，大腸的氣機也該如此，才能將食物糟粕形成糞便排出體外。如果大腸氣機向上沖逆，食物殘渣也跟著向胃部上衝，天哪！後果真不

敢想像。所以，大腸經教導我們兩項人生哲學：

1. 傳導則有變化

　　大腸是「傳導之官」，是食物與氣機的通道，氣機要向下通降，到了該放手的時候就要放手，釋放情緒，就像排出便便一樣；只要該出去的都出去了，能捨才有得，「變化出焉」，事情就會有轉機。

2. 順勢即能改變

　　不可能每個人都是英雄，大腸本身也沒有很強的主導權，我們只是個平凡人，無法改變情勢時就學著順應時勢，傳而導之，放開牙關與食指，時局就會開始變化。

　　有一次演講提到大腸也能排出情緒垃圾，有聽眾問到：「負面情緒到底要不要發洩？因為不發洩心裡難受，發洩又怕再受傷一次。」

　　我回答說這就像排便一樣，成形條狀的便便代表腸道健康，水瀉稀糊的便便代表腸道生病了。發洩情緒亦然。如果只是純然情緒的發洩，就像拉肚子一樣，一時痛快但於事無補，下次還會繼續發作，甚至越拉越嚴重。但如果在發洩情緒的過程中，加入正面思考與檢討，願意自我調整，就能有助於改變現狀及心情，才是健康的便便了。

所以，加入正面思考，該捨則捨，順應時勢，就能成為好腸子，誠如 The Beatles 的「Let it be」詞曲中：

When I find myself in time of trouble　當我發覺陷入苦惱的時候
Mother Mary comes to me　　　　　　聖母瑪利亞來到我面前
Speaking words of wisdom：Let it be　說著智慧之語：讓它去吧

　　大腸經二十個穴位幾乎都有助於大腸的通降功能，平日可以多按揉穴位，加上心念的調整，放下武裝，偶而耍耍賴透透氣，將食物及情緒垃圾一起排出來，就能擁有健康、美麗、快樂的人生。

胃經總論

大胃王之二：一門三傑之聰明哥、型男主廚哥和高富帥老爸的傳說

進入了21世紀，現今社會裡最吃香、最受女性歡迎的男性就是「高、富、帥」，身材高䠅健壯，收入豐富，外表帥氣，若再加上聰明靈巧，而且還會烹飪，那肯定是魅力無法擋。

對於胃經的想像，不妨就從這一家三位帥哥說起：在學的弟弟是位聰明哥兼運動健將；進入社會的哥哥是熱愛烹飪的型男主廚；事業有成的爸爸是位高富帥的迷人熟男，這三位男性組合成的人生勝利家庭組，其實正好藏著胃經的密碼。

胃經家族一門三傑也具有大胃王的優秀血統：追求成功的能力和動力。

聰明哥從小就是個有骨氣的孩子，胸襟遠大，立下志願要自力更生，白手起家，創造自己的人生。在校時他是一個優秀學生，認真聽講，過目不忘，還遵照老師教導的學習五到：「眼到、口到、耳到、手到和心到」，勤寫筆記，成績優秀。但是各位可不要以為聰明哥只是一個會讀書的文弱書生而已！他不忘阿嬤從小提醒他：「要有好的身體才有奮鬥事業的本錢！」所以聰明哥從小就有強烈的健康意識，非常注重飲食和營養均衡，養成專心與細嚼慢嚥的好習慣，不只頭腦好，身體也壯，前庭飽滿，體型高大，肌肉結實，四肢矯健靈活，體力超棒，可謂文武全才。

型男主廚哥哥，則喜歡接觸土地和自然食物，得到阿嬤珍藏的傳家之寶「胃經烹飪秘笈」，與自己溫柔的妻子（脾）在城裡經營一家餐廳，哥哥擔任主廚，妻子擔任外場經理。主廚哥依據胃經秘笈所烹煮的食物，不僅色香味俱全，而且還能保留食物的營養，只要吃過馬上成為主顧，是城裡人人讚賞的健康廚師。

聰明哥與型男主廚哥這麼優良的基因都來自高富帥的熟男老爸，熟男老爸也是吃自己母親「胃經烹飪秘笈」的食物，長得一表人才，進入職場後，應對敏捷得宜，學習能力強，工作有效率，常事半功倍；由於體力好，除了本份工作遊刃有餘之外，還會主動幫助別人，樂於付出。如此優異的表現，老闆看在眼裡，當然一直拔擢成為主管，收入也跟著水漲船高，隨著年齡與資歷的增長，逐漸成為業界的龍頭，大家都稱他「高富帥熟男老爸」。

別羨慕這一家人！

他們只是注重飲食均衡、細嚼慢嚥，保留食物營養，把胃經照顧好的代表。自己的胃自己顧，人人都可以是大胃王家族的一員。

接下來就跟大家介紹超級優秀的足陽明胃經系統。

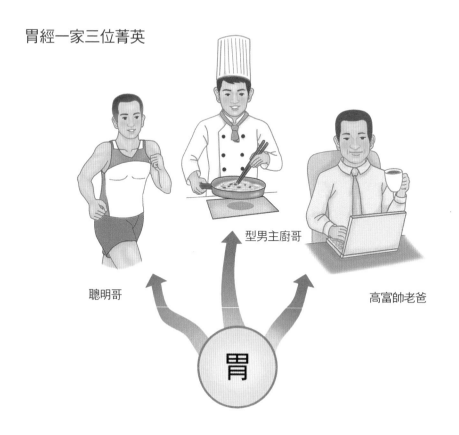

胃經一家三位菁英

型男主廚哥

聰明哥

高富帥老爸

胃

「食色性也」的胃經

自遠古時代開始，個體的生存和族群的繁衍都是最重要的事情。人
類由動物進化而來，一直都保有動物基本的生存和繁殖的本能，就是食
慾和性慾。

中國有句名言「食色性也」，出自《孟子》一書。告子是一位年輕

的哲學家，他認為喜愛美好的事物是人類本性，但這句話卻被後世從字面上直接解釋為食慾和性慾都是人的本性。不過換個方式想，這樣的延伸與想像倒也有幾分道理，食慾是為了個人的存活，性慾是為了種族的延續，暫且拋開社會規範與禮儀道德，食慾和性慾確實是最基本也最原始的需求。

胃經身為大胃王家族的老大哥，「強壯」與「慾望」非常貼切地形容出胃經系統的特色，因此胃經也成了另一種「食色性也」的代表作，它與食慾和性慾關係密切，而且胃經也跟肺經一樣，記錄了人類演化過程中有關食與性的歷程。

胃經與食慾的關係

中國人向來重視吃，認為民以食為天，歷史上朝代的更迭，常因饑荒或暴政搞得民不聊生，導致叛亂，讓統治者政權變天，可見吃對人們的重要性。

在吃的過程裡，食物從嘴巴進入體內後，最重要的一站就是胃！所以大家也很習慣將想吃東西的慾望稱為「胃口」，彷彿胃是一個更大的嘴巴，承接所有進入體內的食物。

在民間用語中，「胃口」可代表幾種不同的意思。

胃口與食慾

　　古人只用「胃口」兩個字就表達了食物從口進入胃的路程：由口到胃。這就是現代醫學所說的上消化道，包括口、咽、食道和胃，正是「胃口」兩字一舉概括。

　　胃口既然代表上消化道，最直接的意義就是「吃進食物」，胃口好則吃東西的慾望高，胃口差則沒有吃東西的慾望，例如生病的人通常不想吃東西。

　　對於成長中的孩子，胃口代表成長趨勢，養育幼兒的家長最怕孩子胃口不好，吃少少瘦巴巴，營養不足，更擔心孩子發育不良。在中醫科門診中常見這些憂心忡忡的年輕爸媽，希望醫師能幫孩子開胃，增加食慾，快快長大。

　　長大後，終於可以掌握自己的胃口和喜歡的口味，但麻煩的是各地的美食紛紛入口後，也讓百病叢生。

　　為什麼會「病從口入」呢？

　　過去人常說，努力工作就是要圖個「溫飽」，所以「吃飯皇帝大」，不僅重視吃飯的時間與質量，也常用「吃飽了沒？」做為親友彼此關心的問候語。但到了現代的工商社會，「吃飽」對多數人來說已經不是問題，問題反而在於忙碌的現代人擁有充足的食物選擇卻不懂得珍惜身體，不僅吃飯時間很錯亂，還常常吃得很急，很分心，很隨意。等到胃出了

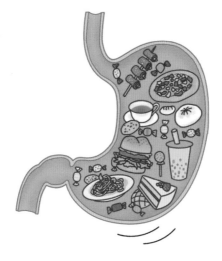

各種美食紛紛從口入，進到胃裡而百病叢生。

問題，再看電視廣告買成藥或找醫師開胃藥，非但自己闖的禍不想自己收拾，就連醫師建議要改變飲食習慣，病人也多半陽奉陰違。在臨床過程中，這樣的局面常讓我感到無奈。

問病人：「賺錢為了什麼？」

病人說：「為了有飯吃呀。」

我再問：「你現在有很多飯可以吃了，怎麼不好好的吃呢？還弄到胃壞掉？那賺錢到底為了什麼？」病人啞然。

最近一位阿嬤因為胃痛來看診。病人本來就胃弱，過去只要吃刺激類食物，胃就不舒服。近日動了凡心，吃了點辛辣物，胃痛馬上發作。

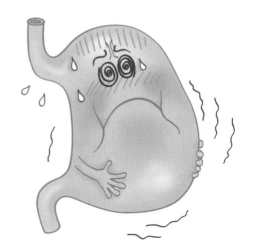

胃的內心話：
「我其實一點都不喜歡刺
激性的食物，不要再塞進
來，我好難受啊！」

被各類刺激性食物填塞而疼痛的胃

　　問她為何要亂吃？她故作輕鬆地說：「唉呀！就想說吃一點點，應
該沒關係吧！」

　　我問：「你會把這種食物給你的小孫子吃嗎？」

　　病人馬上搖頭說：「當然不會呀！小孩子不能吃這個東西。」

　　我緊接著再問：「所以，你愛孫子卻不愛自己囉？你的胃還比不上
小孫子重要嗎？」

　　這類故事天天上演，這類對話也常在診間出現，醫師怎會不累呢？

胃口與心之所好而生的強烈興趣

生命演化過程中，透過進食過程以及營養的傳輸，維繫了我們的生命機能。在中醫的觀念裡，胃經除了原本具有的重要功能外，它的經別還連結到心，所以進食的過程、飲食的內容，也會影響到心情，反之心的慾望與感受，也會透過胃口來反應。

面對喜歡吃的食物／口味，人們總是食指大動、胃口大開。這時「想吃東西」不只是生理需求，還摻雜了慾望上的想要與滿足，對於特別愛吃的食物常有著強烈記憶與嗜好，並且會產生想要再吃的慾望。

面對不同的情緒，我們的胃口也會隨之變動，情緒的壓力與釋放也經常透過吃來代償。因為情緒而影響到飲食作息的問題每天都在上演，有人以大吃大喝來舒壓，有人用山珍海味的頂級食材來滿足身份地位的象徵，還有人因為身心挫折而食不下嚥，這些行為在中醫看來，都是與健康為敵的毛病，看在眼裡，嘆息在心裡啊！

俗語也用了這個概念而延伸出「吊人胃口」一詞，本來是指用好吃的東西挑起他人的食慾，讓人胃口大開，但後來胃口的譬喻已經變成暗指人們內心慾望的代名詞。例如：對於有興趣的事物，我們會說「合我胃口」，會想多接觸、多了解；沒興趣的就說「不合胃口」，意興闌珊，敬而遠之。

語詞的變化，也是研究人類生活社群變動的一項見證，就像胃口原

先是強調人對於食物的需求，但隨著人類的社會化，生活環境與人際關係越來越複雜，胃口已經代表著我們對於周邊事物的興趣與好惡，從生理層面跨越到心理層面。而這樣的關聯早在中醫經典《內經》中載明了。

胃口與貪慾

有段期間電視台流行舉辦「大胃王」比賽，看誰吃得快又多。看了這類節目，一方面心疼參賽者的胃，猜想比賽之後，胃肯定會跟主人抗議吧！一方面更心疼這些原來可以餵飽不少人的食物，就這樣囫圇吞棗、不知滋味的被強嚥下去，何嘗不是一種浪費。直到今日，還有許多人們處於饑荒瀕死的危險境地。曾幾何時，我們已經可以如此地恣意揮霍珍貴的食物？在這類比賽中，我看到的胃口已經不是食慾，也不是興趣，更遑論喜惡，而是用來追求完勝的貪慾。

在台灣有許多自助式吃到飽的中高檔餐廳，過去曾有報導，有人特地事先挨餓一天，然後再去這類餐廳用餐。餓個一天是想讓胃空一點，好裝下更多食物，等到大吃一段落之後，此人還會突然從飯桌上消失，原來是跑到廁所去催吐，吐完後，胃也空了，然後再若無其事的回到座位繼續大快朵頤。有人問他，催吐不是很痛苦嗎？值得這樣做嗎？他說值得呀！既然要花一樣的錢，何不多吃一點！

這樣的人以為多吃就是要撈本，其實他們撈的是貪慾，最後沒撈到

本，反而是傷本（身體）。

以中醫師來看，讓食物從胃中反流出口的過程，對於消化系統的傷害，恐怕不是錢可以彌補！胃對食物做初步消化，然後向下送到腸道做進一步消化吸收，中醫說「胃氣以降為和」，胃氣的正常生理功能應該是下降為主。如今人為的勉強胃氣上逆，導致胃的氣機逆亂，功能失常，再怎麼堅強的「鐵胃」也終將鏽蝕報銷。

小結「胃口」的概念，可利用下頁圖說明。左側胃經經別連結胃脾與心，讓胃口與心念交互滋長強烈興趣，為右圖的食慾—興趣—貪慾連線開了一扇方便門。

對於飲食與人性慾望的關係，在許多文學、電影中都有許多描述，例如日本動畫家宮崎駿的作品《神隱少女》，故事導火線就是起於貪吃的爸媽變成豬，進而延伸出整個奇幻故事，將人性中的貪念闡述得淋漓盡致。早在華人世界裡，就曾藉由豬的形象來譬喻好吃懶做、貪食好色的角色，例如《西遊記》中的豬八戒（豬真是無辜，最貪的可是人）。

其實食與慾的關聯，中醫很清楚的看出是透過胃經與心的連結。心是人體的君王，心主神志，管理情緒與慾望，胃連通心臟的這段關係，讓胃對於食物無盡的需求，轉為對於事物的強烈興趣，再轉而去強化心

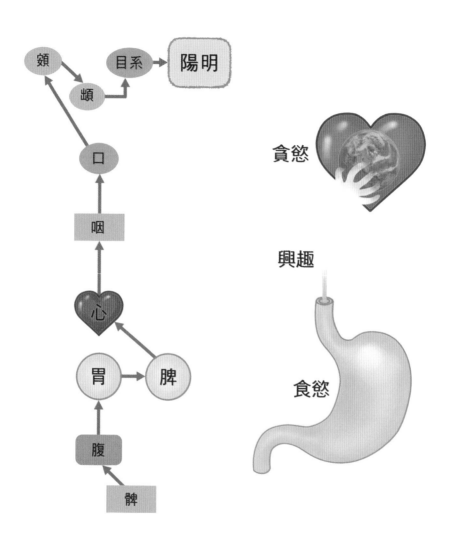

胃經經別捷運圖　　　　食慾—興趣—貪慾連線圖

對於慾望的強烈追求。俗語也常用胃口形容慾望，例如「這個人心很大，胃口也大，不容易被滿足喔！」如果能多了解經絡系統，就更能體會這箇中奧妙，人的身心本是一套完整的小宇宙呀！

胃腑與肚量

就臟腑的特性，胃屬於六腑之一，位在腹部；就經絡的分布，胃經經筋全部包覆腹部；腹部又俗稱肚子，因此一般人把胃腹部肚子，以為肚子就代表胃，例如飢餓的時候常說「肚子餓」，吃飯就是「填飽肚子」。

在過去較為簡樸的生活中，吃飯填飽肚子可是大事，煮飯的人權力超大。萬一碗裡面的飯粒沒吃乾淨，會遭煮飯的媽媽恐嚇「將來會嫁給滿臉麻子的丈夫」。如果倒掉或丟棄食物，媽媽一方面生氣孩子挑嘴，揚言下次要罷煮，同時更會碎唸「以後會沒東西吃」。在這種環境長大的我們，對於食物總有份崇敬和珍惜，常常捨不得丟棄食物，只好全部吃到肚子裡，結果肚子就逐漸「自肥」，變成有肚量的人！

「肚量」是與肚子有關的詞彙中最常聽到，這其實也跟胃本身的特質有關。胃是一個袋狀且彎曲的空腔器官，可以「收容、受納」吃進來的食物，停留在胃裡一段時間，讓胃有充足的時間做初步消化，再向下輸送到小腸。

胃這個容納食物的特性，代表容量和受納，被稱為「肚量」。實質的功能可用來表示我們吃進去的食物量，譬如肚量大的人一餐可吃十碗

飯；但抽象的譬喻，則會以肚量形容一個人對於事物的氣度和修養，例如會用肚量大來形容為人比較寬厚、包容，歷史上讚美宰相王安石、呂端是「宰相肚裡能撐船」，強調他們大人大量的胸懷，雖然誇張，卻也非常生動。反之，肚量小的人，常被譏諷為「雞仔腸，鳥仔肚」，以細小的雞腸鳥肚來表示氣度窄，愛計較。

而在日常生活中，我們也常用「肚子」兩字來表達情緒，如：

「我憋了一肚子氣，因為遇到一個騙子，雖然心知肚明那人是一肚子壞水和鬼點子，不學無術，肚子裡沒半點墨水，但我還是被騙，現在我是滿肚子委屈，不知要跟誰說啊⋯⋯」沒想到騙子和被騙的人，這兩人的肚子裡都藏了很多「秘密」，這是不是很奇妙呢！

肚量大在為人處世方面雖是讚美，但回到了身體健康的算計上，如果肚子變得很大又突出，那可不妙！俗語說「膨肚短命」，就是提醒我們要注意肚子的尺寸，也就是現在健康評量中常見的腰圍建議。如果長期吃進過多的食物及油脂，囤積大量脂肪，腹部會撐得很大，變成「大肚腩」、「啤酒肚」的蘋果型肥胖者，嚴重的話會影響許多重要內臟功能，甚至引發死亡！（相關細節會在脾經介紹）

 中醫師不傳之祕：胃腑的三大特質

如前所述，一般人對於胃的說法，與中醫所認知的胃很相似。

在大腸經篇中介紹過「大腸、小腸皆屬於胃」。古代醫書裡面早就有清楚的分別胃、小腸和大腸，而且它們的基本功能跟現代知識差異不大。中醫很早就認知到胃的功能很強大，所以胃能控管它下面的小腸和大腸，而大小腸也各有一個下合穴放在胃經上，這很像春秋戰國時代，君主常將世子留在敵國，以示忠誠的戰略。因此，中醫在討論消化功能時，常以胃來涵括一切。

中醫認知的胃腑有三個重要特質：受納腐熟水穀，胃主通降，以及關乎生命的胃氣。分別說明如下：

1. 受納和腐熟水穀

胃的受納和腐熟水穀，這個概念其實已經融入前面的「肚量」。受納與腐熟水穀功能可以說是一個連續性的工作：

「受納」——是胃接受吃進來的食物，包含固體和液體，所以稱為水穀，先容納在胃裡一段時間，以便做初步消化。

「腐熟」——是將胃中等待消化的食物做初步消化，變為食糜，再向下輸送到小腸做進一步消化吸收。

人體所需要的養分，中醫稱為「精微物質」，精微物質的吸收是發生在小腸，雖然胃會把腐熟的食物送往小腸，但小腸也會把精微物質再轉送回到胃，胃傳給脾，脾再運送到心肺轉化成氣與血，周流全身，維

持生命；至於人體不需要的物質，小腸就向下輸送，由大腸轉化成糞便，腎與膀胱轉化成尿液，排出體外。

胃的功能很像燉鍋，工作的方式與人們烹煮食物的方式一樣。

人是雜食動物，各類食物性質不同，通常先將它們放在鍋裡，加上醬料，攪拌均勻，浸泡一段時間以便入味，這就是胃的「受納」功能。然後啟動開關，加熱，開始燜煮，這就是「腐熟」功能。

容易煮熟煮爛的食物，如豆腐、青菜等，會早點熟，就能早入口，這如同胃所吸收的精微；不易煮爛煮熟的食物，如玉米、芋頭等，就會持續放在鍋裡烹煮，晚點再入口，如同胃將食糜下輸到腸道，繼續消化，將精微物質逐漸吸收。食物無論早吃或晚吃，都是可口美味佳餚，都能填飽肚子。同理，無論是胃或腸道所吸收的精微物質，都是人體最珍貴的資糧，一併傳送給脾。

由於胃具有受納腐熟水穀的功能，古人特別尊胃為「水穀之海」，是人體氣血生化的來源。胃與脾為相表裡的臟腑，功能相輔相成，胃負責直接消化吸收水穀精微（脾胃分工概念中，胃含括了大小腸的功能），脾負責運化水穀精微，將水穀精微運到肺，再由肺轉化成氣血後，輸送至全身，這是人體離開母體之後，生存所需最關鍵的物質，所以中醫稱脾胃為「後天之本」，「氣血生化之源」。

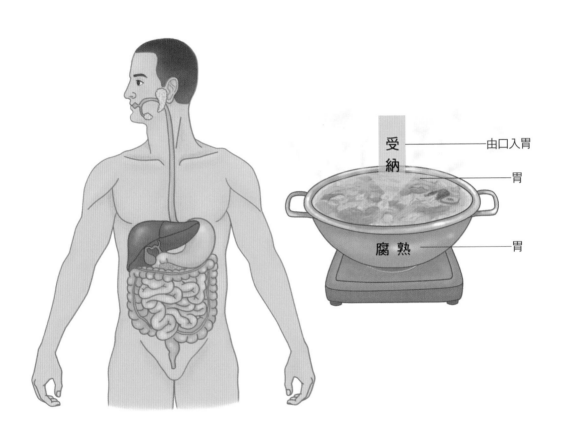

受納 —— 由口入胃

—— 胃

腐熟 —— 胃

胃受納腐熟水穀的功能類似燉鍋功能

既然脾胃功能如此重要，我們還可以再將它們在食物消化過程中的功能細分。且以餐廳來比喻，胃是廚房裡面的大廚師，負責烹煮食物，即受納腐熟水穀；脾是外場的經理，負責將煮好的餐點送到客戶的面前，即運化水穀精微。

　　對於一般性的水穀精微，胃就交由脾轉送出去，轉化成氣血之後，供給全身組織使用。其中心臟對人體的重要性宛如朝廷的君主之官，要送給君王的飲食當然要謹慎小心。為了保證心臟這位君主之官可以得到最安全而且最營養的食物，胃經與脾經都架構了一條特殊通道，我稱為「御膳房之路」，經由脾胃穿過橫膈，直接送到心中。

2. 胃主通降

　　人類無論是進食的方向，或者食物在體內的消化動向，都是從上而下。同理，胃也服膺這樣的原則。

　　每個臟腑都有屬於自己的功能特性，中醫稱之為「氣」。胃的功能就稱為「胃氣」，後面會再介紹。胃氣推動受納腐熟水穀的工作，胃氣的作用方向自然就以「下降」為主。

　　胃是袋狀且彎曲的空腔器官，食物從此通過，向下到腸道，中醫稱之為「通」，與前面的下降功能合併為「通降」，是胃正常的運轉模式。

　　中醫認為「胃氣以通降為和」。「通」是指食物在胃中停留的時間適當而且活動通暢；「降」是指食物從上而下，順著消化道方向活動的方向；「和」是指健康祥和。胃氣能通降，身體就會健康。

反過來說，如果胃氣不能通降，就會出現氣滯和上逆的情形。

例如胃氣該通而不通，食物在胃中會停留過久，氣機停滯，而出現腹部脹滿、脹氣的症狀；胃氣該降而不降，食物或食糜就會向上衝逆，而出現打嗝、噯氣，甚至噁心嘔吐的情況。現代的胃酸逆流就是胃氣不能下降反而上逆的現象。

胃和脾相表裡，都位在中焦，是人體氣機上下的重要通路。若胃氣以通降為和，那脾氣呢？

胃氣以通降為和，脾氣則以升提為健。脾與胃一升一降，外提清氣，通降濁氣，人體的氣機才能調和，關係如下圖。

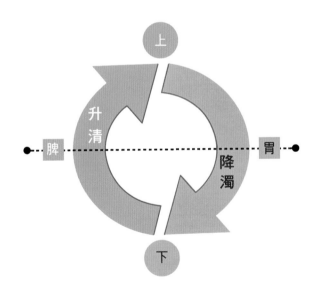

脾與胃之間升清降濁關係圖

3. 氣的特色和重要性

中醫稱胃的功能特性為「胃氣」。

飲食是維持生命的根本，民以食為天，胃氣能推動胃受納腐熟水穀，及將精微物質輸送到臟腑的能力，以維持身體健康。

《內經》有關飲食消化的重要流程，原文如下：

「食氣入胃，散精於肝，淫氣於筋。」

「食氣入胃，濁氣歸心，淫精於脈，脈氣流經，經氣歸於肺，肺朝百脈，輸精於皮毛，毛脈合精，行氣於府，府精神明，留於四藏，氣歸於權衡，權衡以平，氣口成寸，以決死生。」

「飲入於胃，游溢精氣，上輸於脾，脾氣散精，上歸於肺，通調水道，下輸膀胱。水精四布，五經並行，合於四時五藏陰陽，揆度以為常也。」

簡單說，固體和液體食物都先進入胃中，經過受納腐熟，化為水穀精微，胃再分三路輸送：

路徑 1：輸送給肝臟，滋養筋膜，讓人體肢體活動順暢；

路徑 2：在這裡「濁氣」指的是最稠最佳的營養物質，歸給心肺，轉化為氣血，送至全身百脈，以維持生命活動，並在腕關節附近的寸口處形成脈搏，這是中醫很重要的把脈診斷方法；

路徑 3：津液輸送給脾臟，再由肺敷布全身，最後轉輸到膀胱。

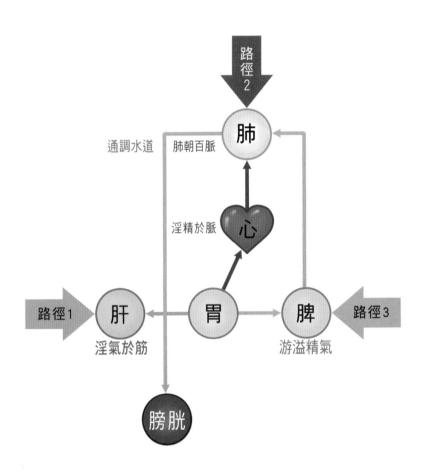

胃輸送精微物質之三路徑圖

所以胃氣的工作繁重且至為關鍵，推動食物的消化、吸收，變成精微物質，經由心肺轉化為氣血，再輸送到五臟，以維持生命。中醫尊崇「胃為五臟之本」，胃氣正常則生命所需的營養物質就能得到源源不絕的補充，五臟六腑得到充足的養分，生理活動才能維持正常。

《內經》對於「胃為五臟之本」有非常精闢的論述如下：

「人受氣於穀，穀入於胃，以傳與肺，五藏六府，皆以受氣。」
「胃者，五藏六府之海也，水穀皆入於胃，五藏六府皆稟氣於胃。」
（註：古醫書中的「藏府」通「臟腑」）

有中醫底子的讀者也許會發現，在臟腑關係上，中醫向來重視五臟，而六腑都只有陪榜的份。胃雖屬於六腑之一，但從功能上來看，可以理解為何「胃為五臟之本」、「胃者五藏六府之海」，而且中醫還強調「人以胃氣為本」，凸顯胃的重要。這就是中醫很務實的地方，重視能力甚於名份！

胃是消化系統的核心，對於維持生命來說，胃確實至關重要。

《內經》說：「平人之常氣稟於胃，胃者，平人之常氣也，人無胃氣曰逆，逆者死。」

胃是五臟六腑之中，唯一實際接納食物，並將之點石成金，轉化為維持生命所需物質的「養分工廠」。沒有胃氣，就沒有維生物質，人當然也會失去生命，這就是中醫說「有胃氣則生，無胃氣則死」的道理。這個觀念常應用於中醫師臨床診斷之中。

就診時，中醫師都會詢問患者的胃口如何，從中瞭解其「胃氣」情況，以判斷疾病的輕重與轉歸。如果還能進食，表示胃氣還能運作，即使重病，都有機會轉輕。反過來說，如果飲食持續難進，通常表示胃氣嚴重損傷，即使是輕病，也要小心病情急轉直下。

中醫師運用「人以胃氣為本」的第二個方面就是把脈。
《內經》對此有特別的論述：

「帝曰：氣口何以獨為五藏主？岐伯曰：胃者水穀之海，六府之大源也。五味入口，藏於胃以養五藏氣，氣口亦太陰也。是以五藏六府之氣味，皆出於胃，變見於氣口。」

黃帝直接點出「氣口獨為五藏主」的觀點。
胃氣將最營養的物質歸給心肺轉化為氣血，濡養五臟六腑，所以臟腑的狀況皆與胃氣有關，一如前述「穀入於胃，以傳與肺，五藏六府，皆以受氣。」

「氣口」位在手臂的陰面，腕關節的後方，正在肺經循行所過的部位上，附近有列缺穴、經渠穴及太淵穴，臟腑之氣就由胃順著肺經呈現在氣口上。

　　氣口處的脈搏中醫特別稱為「寸口脈」。它包含所有臟腑功能的訊息，中醫師在此把脈就能初步掌握病情與判斷預後。健康的寸口脈象，中醫認為也要有胃氣。有胃氣的寸口脈？很難懂喔！沒關係，把脈從來就不是一件容易的事，連古人都說把脈是「心中了了，指下難明」，難度可見一斑。

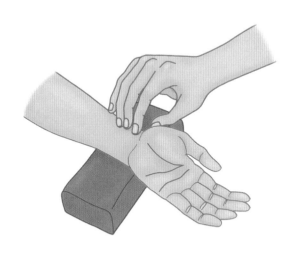

中醫師把脈的寸口位置

理論上有胃氣的寸口脈，把脈者的指下會有一種從容和緩的感受。如果失去這種柔和感，脈象會比較僵硬不順手，中醫稱為「真藏脈」，通常預後都不佳。所以寸口脈也符合「有胃氣則生，無胃氣則死」的診斷原則。

中醫師不傳之祕：
脾胃同為後天之本，氣血生化之源

胃與脾相表裡，兩者位置接近，功能相輔相成。雖然胃脾五行都屬土，但是脾的土性特質更為明顯（這部分內容脾經再介紹）。

如前所述，胃像是餐廳內場的主廚，負責將食物轉化成營養物質，脾是外場的經理，將營養輸送給全身各個組織器官，以維持正常運作，脾胃合作成為「後天之本」。

中醫還有「脾胃主肌肉及四肢」一說。

肌肉的豐厚與否取決於營養供給，尤其是蛋白質。這方面可以舉例日本的相撲選手，他們乍看之下很胖，其實體脂肪率並不會比一般人高。相撲運動需要強大的力量及非常結實的肌肉，這主要依靠「訓練」和「飲食」，所以除了嚴苛的訓練之外，相撲選手的食量也異常大，這樣才能將高熱量轉變為脂肪儲存起來，高蛋白成分則作為肌肉生長的物質基礎。

至於一般人，雖然不需要這麼強健的肌肉，卻也需要適當的營養來

生肌長肉，有了肌肉，四肢才會強健，運用靈活，可以從事各項學習與謀生的技藝。

在臨床治療時，曾經遇過有些病人過度追求健康飲食，只顧吃糙米和生機蔬食，而完全忽略了蛋白質的攝取（素食者可以從堅果和豆類食物中攝取植物性蛋白質），以為很快地瘦下來就是健康，結果因為缺乏蛋白質而肌肉無力，甚至過度消瘦，引起肢體痠痛及活動不利等問題。

胃經系統的貢獻，不僅培養出體格健壯的型男主廚，胃經因為遍布於頭面五官部位，充足的營養也讓他長得頭好壯壯，成為耳聰目明、學習力強、成績亮眼的聰明哥。再加上胃經主管人體最重要的精微物質，這是胃經專屬的財富，也是他最為重要的功能，所以讓胃經家族又增添了一位帥哥。綜觀這些特質，都是胃經能躋身為後天之本的關鍵。

胃經與性慾的關係

古人說「飽暖思淫慾」，這個說法很傳神又有趣。其實性慾是人類的本能之一，自然無需等待飽暖之後才出現，此話的重點應是當人吃飽穿暖之際，體內陽氣充足，此時的性慾就容易高漲。

食慾是延續自己的生命，性慾是為了延續種族的生命，看似無關的

兩個本能卻都融合在胃經系統之中。尤其胃經系統連結胃與脾（脾與女性生理功能密切相關）、乳房、肚臍和陰器（生殖系統），成為一個完整的性慾系統。請參閱下頁圖。

胃經的性慾系統可分求偶及性表現兩階段介紹。

● 求偶──注重外在表現

在自然界中，許多雄性動物若沒有兩把刷子是無法繁衍後代的，而這些求偶的能力都與胃經有關。例如許多雄性動物外表都特別漂亮，或是具有特別的色澤、特徵，這些特色幾乎都是為了吸引雌性動物而來。

其中鳥類的求偶招數最為花俏，也最為人所知，例如畫眉鳥天生一副好嗓子，牠會賣力唱情歌；公孔雀則以美麗的羽毛開屏來吸引母孔雀的好感；天鵝則會張開羽翅跳舞，並邀請異性共舞。

還有許多雄性動物需要具備強健的肌肉（戰鬥力），會以搏鬥方式一較高下，爭取交配權，或是族群的領導權，這類的競賽，比的是肌肉，是強壯。

胃經掌握食慾，可使體格強壯，這是一個可以看見的外顯特質，就

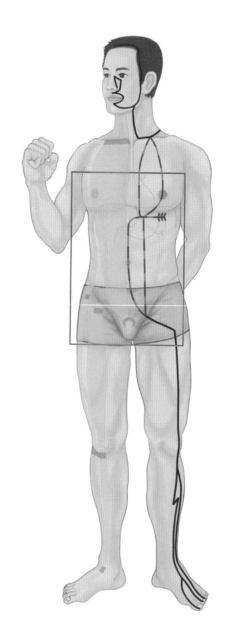

胃經經脈與經筋系統
連結胃與脾、乳房、
肚臍和陰器,成為完
整的性慾系統。

像雄獅、老虎等猛獸，也要比誰是老大！對於公鳥而言，前述顯現於外的特徵，如羽毛、歌聲、翅膀與腳步的舞蹈，鳥喙的建築能力等，也可視為體格健壯的另類表現，這些都需要充足的營養來支持。

在早期的人類社會和動物界裡，身體強壯者比較容易掌握權力，許多動物的族群首領都是體格健壯者。有權力的就比較容易擴獲異性與其交配，無論對方是志願或非志願皆然！唯有強者才能將其基因傳下去。所以有著強壯的胃經才有優先選擇的權利。

另一方面，從性別特徵來看，胃經的功能強也會強化身體的第二性徵，例如強健的胃經除了讓雄性體格雄壯，性表現較佳之外，也因為胃經循行到乳房和側腰部，加上脾胃主肌肉，也會讓雌性身形特徵鮮明，例如女人的乳房及臀部都會比較豐滿，男性對此容易產生較高昂的「性趣」。

台灣早年的婆婆挑媳婦，也都流傳著選媳婦要選圓圓的臀部，因為這樣的女性生育力比較強，才能為家族多多添丁。

● **性事──注重內在活動**

歷經前一段，以外在表現吸引異性接近，接下來就要看實質表現囉！

強壯的胃經不僅氣血充足，肌肉強健，而且欲望飽滿，通常會有較佳的性表現。若能令異性滿意，獲得青睞，未來也有較多的「合作」機會，能讓自己的基因傳遞下去，這可是人類從洪荒時代就一直追逐的目標之一。

性衝動是一時性的活動，但當進入文明社會之後，哺育與教育下一代卻要耗費許多時間與營養，所以快樂一時，卻要承擔終身。因此，聰明務實的人體，早就相中了脾胃為氣血生化之源和後天之本的特質，以及握有生產和輸送精微物質的胃經系統，由它來連結脾胃、乳房、肚臍和陰器等這些相關器官，共同提供一時的性衝動所需要的爆發性能量，以及孕育和哺育親子過程中所需要的長期性營養。

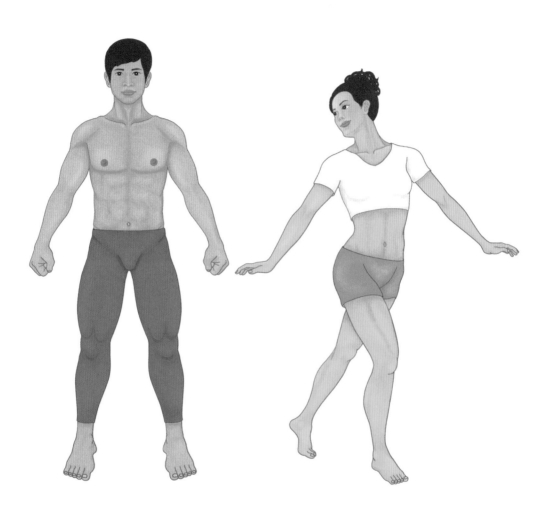

強健的胃經能讓男性體格雄壯、女性身形豐滿，性事圓滿。

掌控慾望的胃經

身為五臟之本的胃經系統，責無旁貸的承擔起維繫生命與傳宗接代這兩項重責大任。胃經強者，食慾、性慾皆強，而且不只生理上的生命力強，延伸的權力慾望也會跟著增強，常常會從群體中竄起成為領導者。

但凡事都有利弊消長，相對地，若慾望過於放縱不加節制亦會造成傷害，無論是過量的飲食與性，或是貪慾的增長，都有可能演變成破壞的力量。

過去自然界的規律是強壯者得以生存，現代社會則注重群體規範，心智聰明者較易勝出。聰明的胃經系統，不只反映基本的生理需求，當然也有其理性的平衡機制，胃經循行到額顱，額葉主管專注力、觀察力、邏輯力，掌控個人的理智和修為，這也是胃經對慾望的自我約束力。

另一方面，它還有一個好夥伴——脾經，相較於胃經系統是一個彰顯於外、喜愛高調展現自己能力、容易衝動的特質，與之相表裡的脾經，則是比較成熟陰柔，可以包容承擔陽剛暴衝的胃經，兩者之間的調和也是陰陽平衡。人體經絡的世界裡，充滿太多奧秘與精微的設計，彼此間環環相扣，運行不斷，牽一髮而動全身。

在我看來，十二經絡系統既像十二種人格特質，也像是一國之君臣，

各有所司，互相合作又彼此牽制。胃經的特質反映著人類的基本生理慾望和感受，也是一個人成長過程中開始社會化的過程，理應人際關係也最為密切，因此我在撰寫十二經絡中，胃經是出現最多人與人之間互動關係的論述。這些細節在後續四大系統內容中再一一說明。

　　以下是胃經四大系統捷運圖及經絡圖，還含括了胃經與食色性的關係。

胃經四大系統循行簡圖
（捷運圖）

食
經脈

性
經別

經脈系統：

額顱 ← 髮際

頄 → 太陽之脈 → 客主人

鼻 → 上齒 ← 耳

口唇

承漿 ← 大迎 → 頰車

人迎

喉嚨 → 大椎

缺盆

膈　乳

胃 → 脾

腹　臍

氣街

髀關

伏兔

膝髕

脛　下膝三寸

足　跗

大趾　次趾　中趾　四趾

經別系統：

頄 → 頏 → 目系 → 陽明

口

咽

心

胃 → 脾

腹

髀

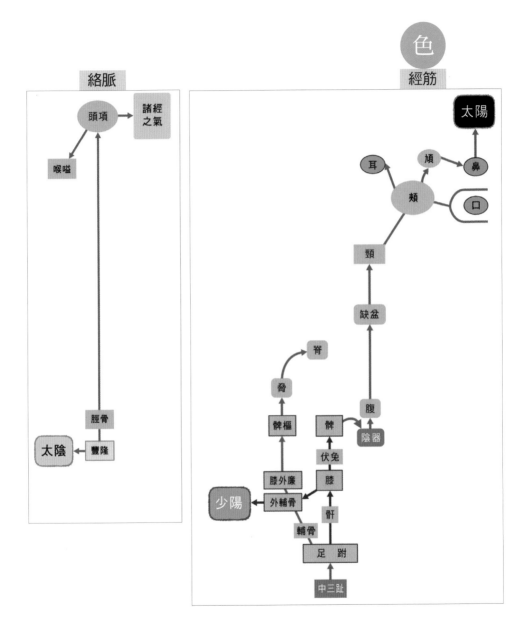

胃經四大系統經絡圖

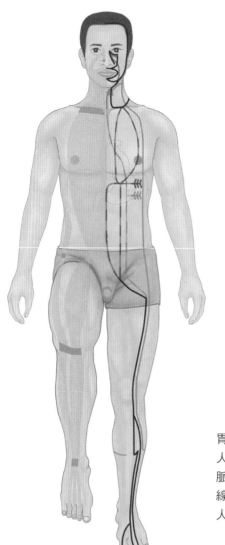
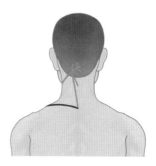

胃經經絡系統包含：
人形圖右邊有三路線，黑色線條為經脈系統，藍色線條為經別系統，綠色線條為絡脈系統。
人形圖左邊的藍色色塊為經筋系統。

胃經
四大系統

周左宇老師與足三里的故事

　　早年跟周左宇老師學習針灸，有一次，為了確認足三里的下針位置，請教老師如何取穴最準確。周老師以一貫的豪邁語氣，說了一段影響我至深的話：「胃經那麼粗，足三里也很大，怎麼扎都可以！」

　　從大學時代開始學針灸，一直都是在經絡循行的「線條」上取穴，而且務必要遵循教科書上或老師教導的取穴法，找到一個點，下針！

　　胃經可以那麼粗！這是我從來沒有想過的。

　　回家比照經絡圖，再三思索，才了解周老師話語背後的深意。

　　依照傳統所畫的經脈圖來看，每條經脈都是線狀而且粗細一致。然而，對照經絡循行部位和相對應的血管神經分布，會看到與經絡系統一樣都具有傳輸功能的神經和血管系統，在不同的部位，粗細也不同。

　　再回到經脈的區域分布來思考，先前《經絡解密》卷一書中介紹了肺經，肺經所在的手臂陰面必須容納三條經脈（肺經，心包經，心經）通過，但面積與手臂陰面相當的小腿陽面前線區域，卻只有胃經一條經脈通過。若以房間來譬喻手足部位，面積一樣大的房間，手經的房間要住進三個人，都是纖細的美女，足經的房間只住一個人，是個體格健壯的帥哥。兩房住戶每個人能分配的空間一定不同，手經的美女房客自然會比足經的帥哥房客小。從另一個角度來說，手經美女房客每人只需清

潔 1/3 範圍，足經強壯帥哥一手包辦 100% 的範圍，非常公平。從這裡即可看出經絡工作負荷度不同，需要的能力也不同。

每條經脈由於分布的部位有大有小，粗細也有差異，加上所需承擔的工作量不同，例如胃經涵蓋的面積大，工作量增多，理論上也會比較粗壯，必要時還會增加分支來同甘共苦。其實不僅胃經系統如此，肩負有保護人體重責大任的足三陽經（胃經、膽經、膀胱經）都必須獨當一面，足太陽膀胱經守護人體背面，足少陽膽經守護人體側面，足陽明胃經守護人體前面，它們的經脈都是寬大且多分支。

2010 年有幸為一本很棒的經絡研究書《人體的彩虹：見證科學底下的經絡奧秘》（張長琳教授著，橡實出版）寫推薦序。張教授以其生物物理學家的專業，從現代物理學和生物學觀點，應用大量的實驗報告及圖表等，討論經絡的實質及存在的可信度。邊翻閱內容，心裡直呼「我終於等到這樣一本書了！」就以「喜見〔經絡〕飛龍再現」做為標題來表達個人身為經絡研究者的歡喜之情！

張教授不是中醫師，不囿於傳統中醫的思考，反能點出簡單卻直指核心的問題，例如：「穴位有多大？經絡有多寬？」

依據紐約大學貝克教授和北京大學張仁驤教授以電導測量得到的經絡形狀資料，張教授得到的結論：「經絡就像一道肉眼看不見的小山脈，

而腧穴就如這道小山脈上的一座座肉眼看不到的小山峰，穴位的中心就是小山峰的尖頂。」對於針灸的循經感傳現象：「感傳線也不是一條邊界清晰的細線，而是包括約2-5公釐的中間部和2-5公分左右的邊緣部。」（《人體的彩虹》p.115）

有關「經絡和腧穴會不會移動？」

張教授以針灸時〔氣至病所〕「就是當人生病時，經絡已經自動改變了路線，當然腧穴的位置也不得不相應改變。……所謂的〔阿是穴〕就是在某些病理狀態下臨時出現的腧穴，也就是說穴位臨時變換了地方。」（《人體的彩虹》p.117）

由此也解釋了「為什麼用西醫研究中最拿手的解剖學方法來研究經絡沒有成功？」因為經絡是活的。（《人體的彩虹》p.118）

以上這些論述與中醫典籍《難經》的內容不謀而合。

《難經》強調：「知為針者，信其左，不知為針者，信其右。」

《難經》繼續說明左手的功能：「當刺之時，先以左手壓按所針榮俞之處，彈而努之，爪而下之，其氣之來，如動脈之狀。」這都是歷代針灸醫師奉為圭臬的準則。

因周老師的啟蒙，歷經多年的閱讀思索，加上臨床觀察與診治療效

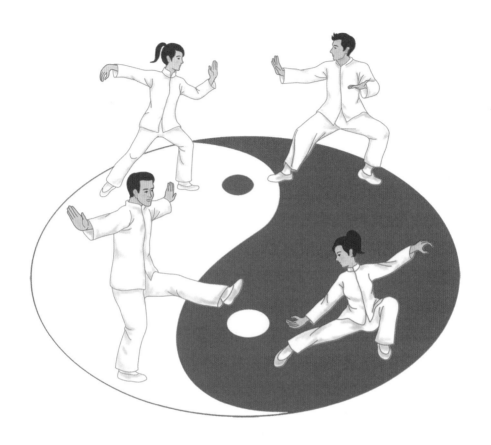

的驗證，我看經絡不再只是一條線，而是 3D 立體結構及層次感（可以想像高架橋系統）。再從這個觀點深入思考與觀察，只要人體還活著，經絡系統就會持續運行，經絡內的氣血不是靜態不動，等待醫師按圖索驥去找到它們。相反的，經絡的氣血分分秒秒不斷地流動，也一直在改變，所以經絡系統是活生生的、動態的、持續變化的立體結構，唯有細心去「閱讀身體」，才能掌握經絡氣血的變化，洞燭先機。

人體既然是立體結構，穴位當然也是！所以我看穴位也不再是一個平面上的點，而是一個立體結構的區域。

　　相較於現在常用的細毫針，經絡結構真的很巨大，就像螞蟻和蛋捲的比例一樣。如何以這麼細的針，扎進這麼寬大的皮肉組織中，除了必須有針感之外，還要能治療疾病，就成為個人臨床上一直以來的挑戰。

　　我開始回溯到《內經》、《難經》等醫籍中尋找答案，慢慢摸索出在穴位區找到與病情相對應的下針點，如病情屬於實證，就在穴位區找到腫起點下針；若屬虛證，就找陷下點下針。跟診醫師最喜歡問「補瀉」問題，其實我們這種針法，補瀉早在選定下針點時就已經決定了。

　　十幾年來一直堅持走在經絡研究路上，但也常風聞有中醫同道否定中醫理論中的經絡、臟腑、陰陽五行等說法，真的感到很無奈！尤其見到像張長琳教授，還有許多現代各學科的專家們跨領域研究中醫的用心，我常想：「與其花那麼多力氣去否定中醫理論，為何不把這些寶貴的心力拿來理解中醫，證明中醫理論的可能性？！」就像夫妻或情人關係一樣，花同樣的力氣，為什麼不多試圖想想對方的好呢？

　　這些年來，至少在臨床和學理上，病友與我，還有許許多多年輕醫師，我們都共同見識到中醫理論的精準與臨場診治疾病的厲害之處。

　　我也常想起《內經》說：

「夫善用鍼者，取其疾也，猶拔刺也，猶雪污也，猶解結也，猶決閉也，疾雖久，猶可畢也。言不可治者，未得其術也。」

善於用針治療疾病的人，治病要像拔刺，除去污漬，解開死結……等等功夫，雖然需要花時間，但還是可以治療改善。若一開始就說不能治，那是醫者尚未掌握到精髓啊！

我們其實可以很勇敢也很客觀的去研究和討論中醫！不需等待他人的肯定之後，才敢肯定自己！借用《內經》的說法，我認為：「言中醫不可用者，未得其道也！」

一、胃足陽明之脈（經脈）

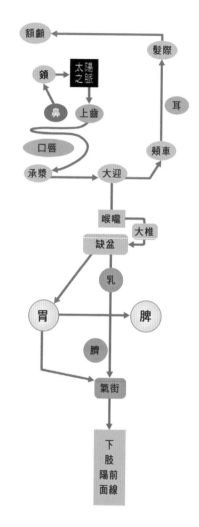

將下肢循行部位簡化
為「下肢陽面前線」，
以利於掌握頭面及胸
腹的循行。

胃經經脈概念圖

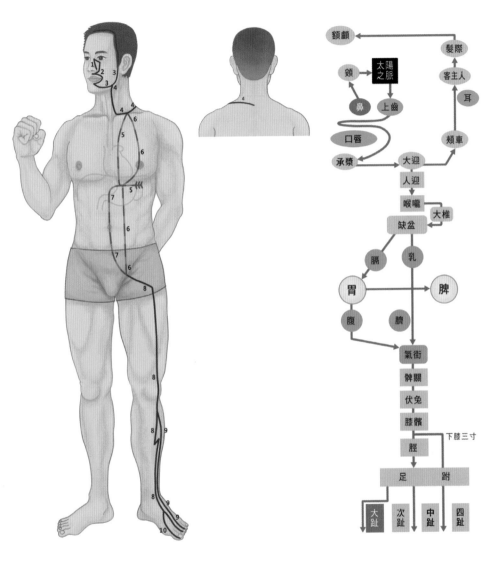

胃經經脈循行圖　　　　　　　　胃經經脈捷運圖

足陽明胃經——循行特色

　　十二經絡系統中，足三陽經，包括足陽明胃經、足少陽膽經及足太陽膀胱經，肩負保護人體體表的重責大任，所以它們的循行路線很長，都是從頭到腳，且為了確保足夠的涵蓋面，它們的分支也多，越重要的部位，例如頭面部分支就越多。

　　足陽明胃經主要走在身體的正前方，從頭分布到腳。循行路線可分為路線 1-4 的頭面部，路線 5-7 的胸腹部，和路線 8-10 的下肢部三部分。

胃經經脈 《內經》原文	說明
1. 起於鼻，交頞中，旁納太陽之脈	起始於鼻旁，向上交會於鼻根處（頞音遏。意：鼻根凹陷處），在眼內角與足太陽膀胱經脈交會
2. 下循鼻外，入上齒中，還出挾口，環脣，下交承漿	向下沿著鼻外側，進入上齒中，再走出挾行於口旁，環繞脣部，向下交會於承漿處（下脣與下巴之間的頦脣溝）
3. 卻循頤後下廉，出大迎，循頰車，上耳前，過客主人，循髮際，至額顱	再退回來，向後沿著下頜骨（下巴）後方的下緣，出於大迎處（約在下巴下緣的中間處），向後沿著頰車處（下頜角前上方肌肉凹陷處），向上走到耳朵前方，通過客主人（顴弓上緣正中處），沿著髮際上行到額頭的中央
4. 其支者，從大迎前下人迎，循喉嚨，入缺盆	有條支脈，從大迎向前下方走至頸部的人迎（頸動脈跳動處），再沿著喉嚨，進入缺盆

5. 下膈，屬胃，絡脾	向下貫穿膈肌，聯屬本經所屬的胃腑，和與本經相表裡的脾臟
6. 其直者，從缺盆，下乳內廉，下挾臍，入氣街中	直行的經脈，從缺盆下行至乳房的內側，再向下挾行於肚臍的兩側，最後進入氣街（腹股溝上股動脈跳動處）中
7. 其支者，起於胃口，下循腹裏，下至氣街中而合	有條支脈，起於胃口處，向下沿著腹裡，也到達氣街，而與直行的經脈相會合
8. 以下髀關，抵伏兔，下膝臏中，下循脛外廉，下足跗，入中指內間	由此下行到髖關節前方，抵達伏兔（股四頭肌隆起處），再下行至膝關節處，沿著小腿脛骨的外側，下行至足背處，進入足中趾的內側，即第 2-3 趾間的趾縫（止於第 2 趾末端）
9. 其支者，下膝三寸而別，下入中指外間	有條支脈，從膝下三寸的地方分出，向下進入足中趾的外側，即第 3-4 趾間的趾縫（止於第 3 趾末端）
10. 其支者，別跗上，入大指間，出其端	另有條支脈，從足背部分出，進入足大趾趾縫間，抵達大趾的末端，與足太陰脾經相銜接

表格說明：

1. 編號代表經脈流動的方向和順序。

2. 粉色區塊代表循行在體腔內，白色區塊代表循行在四肢及頭面部位。

足陽明胃經經脈循行規律表		
足經	循行的方向	□ 足陰經：從足 → 胸腹 ■ 足陽經：從頭面經胸腹 → 足
陽明經	分布的位置	■ 陽明經：下肢陽面的前線 □ 少陽經：下肢陽面的中線 □ 太陽經：下肢陽面的後線
胃經	連結的臟腑	■ 表裡：胃、脾 ■ 其他： 心
起止點	經脈起止點	■ 鼻 → 足 1-3 趾

　　人體的正面是直接與外界接觸，面對外界刺激的部位，所以就由多氣多血的陽明經來保護，分為三部分：

　　1.**頭面部：**「陽明主面」，面部是胃經循行的重點部位，在頭面部以 U 形線包覆，既周全又安全。

　　2.**胸腹部：**是攸關食慾與性慾的大本營，胃經就以雙軌並行，一條經絡循行體表，一條經絡循行胸腹體腔內。

　　3.**下肢部：**胃經分布在大腿、小腿、足背正面。而在小腿部位雙線並行，腳背則有三條路線。

　　以下是胃經三個部位的簡要圖表。

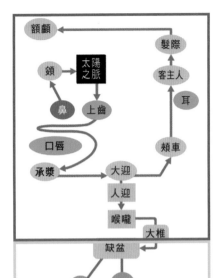

腮幫 U 形線

額顱　髮際

頏　太陽之脈

鼻　上齒　客主人　耳

口唇　頰車

承漿　大迎

人迎

喉嚨　大椎

胃乳臍線

缺盆

膈　乳

胃　脾

腹　臍

氣街

正面 1-4 趾

髀關

伏兔

膝髕

脛　下膝三寸

足　跗

大趾　次趾　中趾　四趾

1. 頭面部的「腮幫 U 形線」

胃經所圍繞的臉頰區域俗稱「腮幫子」，只要閉上嘴巴鼓氣，腮幫子就會腫起來。腮幫子另一說是指頰車穴附近。這兩種有關腮幫子的說法都在胃經循行區域，所以就稱呼這條彎彎曲曲路線為「腮幫 U 形線」，很傳神吧！

腮幫 U 形線的循行

依據循行路線的特質，還可細分為兩區：

中央區：迂迴圍繞在眼睛、鼻子及口唇的五官部位。

起於鼻孔旁，與大腸經的迎香穴交接，向上循著鼻根，到眼內角的睛明穴與膀胱經交會，再向下沿著鼻外側。這段路線以圍繞鼻部和眼頭為主。

進入上牙齒，之後再環繞口唇周圍。在鼻孔下方交會督脈的人中穴，在下巴處交會承漿穴。這段路線以圍繞牙齒和口唇為主。

外圍區：循著頭面部的外圍結構而行。

從下巴的承漿穴開始，沿著下頜骨邊緣，向外向後到頰車，轉而向上經過耳前，沿著髮際，在這裡交會膽經的頷厭、懸釐、上關穴（即客主人），最後抵達到額頭上方的頭顱正中點，交會督脈的神庭穴。

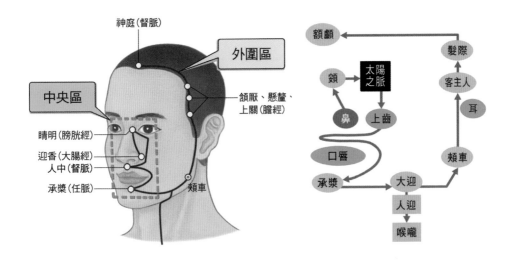

這段路線很明顯就是要特別保護頭部外圍和面部中央。

胃經在頭面部循行路線從中線到側面，包括位於面部中央的五官，以及頭面部的外圍。

下頁圖則是將面部兩側循行合起來，左圖可以清楚看出胃經圍繞整個面部的邊緣，中間循行在鼻樑和眼頭，再環繞口唇一圈。原來單側的U形線，兩側合併之後，就變成長方形，全然包覆的型態。

右圖是將中間區域簡化成一條直線。這條直線除了原有鼻眼口唇的路線之外，還加上「額顱」的敘述，代表胃經在面部中央的循行概念。再連結面部兩側原有的路線，從中軸連結兩側弧線，形成一個密不通風的保護網，可以看出胃經分布在頭面五官的苦心。

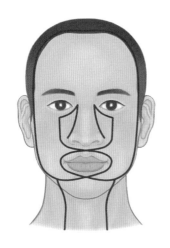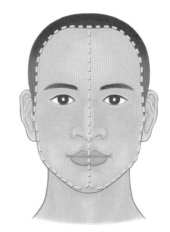

胃經在面部循行結束之後，開始走向下行。從下巴下緣中間的大迎穴分出，走到前下方頸動脈處的人迎穴，再沿著喉嚨下行抵達缺盆。

由於胃經交會督脈的大椎穴，所以缺盆會向後繞行到大椎穴，再繞回缺盆，然後進入胸腹部。細節在絡脈篇章再說明。

腮幫 U 形線的功能特色

腮幫 U 形線功能以「人人為我，我為人人」為藍本，變成「為胃工作，胃給回饋」。胃經的腮幫 U 形線跟肺經一樣，保留了人類演化的部分歷程，包括飲食和生存等。

（1） 與食物有關的基本生理機能

首先介紹循行於頭面五官的腮幫 U 形線如何為胃工作。

尋找食物：

人類生活的演化過程是由採集、漁獵、畜牧到農耕。食物的獲得一直都是生活中的大事。早期原始環境中，能否在野外看到、聞到或聽到食物的訊息，都決定了個人或家族的存續。具有良好的視聽嗅覺，有助於快速找到食物。接下來就是搶奪食物大戰，當然，這就得看誰的胃經比較強，身形健壯者通常比較有勝出的機會。

挑起食慾：

食物所散發出來的色、香、味，即使還沒有真正吃到嘴裡，就已經引發食慾及胃中消化液的分泌。這就像打電話事先通知將有客人來訪，讓主人可以稍作準備。還有一種是煎煮食物所產生的聲音，例如食物在鐵板上滋滋作響，媽媽在廚房炒菜的聲音，也都能引發食慾，這是藉由耳朵的聽覺來接收訊息。

進食過程：

當食物進入口腔後，透過面部肌肉的運動，牙齒的咀嚼切碎食物，食物的質地、味道等又再次刺激胃中消化液的分泌。食物真實的味道是由嗅覺及口腔中的味覺來接受訊息。之後食物從口腔進入咽喉，一路抵達胃，做初步消化，腐熟食物的工作。這條路線就是現代醫學所說的「上消化道」，胃經也分布於上消化道，協助胃的消化功能。

脾與胃在進食工作上的配搭

脾與胃相表裡，脾開竅於口，其華在唇，但是脾經本身沒有到口唇，而是藉由胃經聯繫。反過來說，食物在口中需要舌頭攪拌與吞嚥，脾經也為胃經連結舌部。胃與脾之間互相協助，共同完成進食這件大事。同為陽明經的大腸經也參與進食的歷程。我們借用中醫的望聞問切來說明：

望診：眼睛見到食物（眼睛）

聞診：鼻子聞到味道（鼻子）

問診：詢問了解情況（口唇及耳朵）

切診：胃經循行到腳，大腸經循行到手，兩經合用，走過去靠近食物，覺得不錯就先下手為強，將食物拿到手。

食物放進嘴裡之後，由牙齒切碎食物，吞嚥入咽喉，再進到胃。

食物的色香味特性挑逗吸引著人類五官的視覺、嗅覺、聽覺及味覺。在食物不足的時代或地區，協助人們找到食物；在糧食富足的時代或地區，幫助人們「開胃」，促進食慾，而且讓進食這件事情，成為一個完整的系統和過程。當吃東西不僅僅是把東西塞進嘴巴時，人類社會開始變得複雜，周邊的氛圍都會影響進食的心情和食慾，進而影響人際關係。

（2）與生存有關的生理機能：

腮幫 U 形線為胃做了如此重要的維生工作，胃當然也提供營養作為回饋。

胃從食物中所吸收的精微營養物質，經由經絡輸送到頭面五官，讓五官感覺敏銳，聽、看、聞都很清楚，這樣的辨別能力對於生存是很重要的。現代社會許多訊息都是使用視覺傳遞，例如紅綠燈這類交通號誌，看清楚了才不會誤闖馬路造成危險。還有覺察周邊環境的情況，偵測即將到來的危險，例如好眼力可以看到超速橫衝直撞的車子，嗅覺可以聞到瓦斯漏氣的味道，敏銳的味覺則可判別食物的苦澀或毒性，以免誤食導致毒發身亡等。

（3）與社會化有關的人際關係：

在人類文明的發展過程中，透過頭面五官對於外界事物訊息接收、分析、感受和回應的情況，越來越細膩也越來越複雜，包括學習也是一樣。

根據現代醫學研究，腦部約占體重的 2%，卻消耗全身 20% 的能量。面部的感覺系統，如視覺、嗅覺及聽覺等，都是神經系統的一部分，所以眼、鼻、耳等器官需要較多的能量支援來發揮功能，而頭面五官所需的能量主要來自氣血生化之源的脾胃系統。這也就是出身較好的家庭環境，生活無虞、營養充足的孩子，在各科發展上會比較突出的原因之一。當然這不是絕對的，個人後天的努力還是很重要，可是後天的努力還是

需要後天之本的脾胃來支持，不是嗎？脾胃的重要性可見一斑。

我們在胃經總論篇介紹過，胃經與食慾和性慾這兩種本能有關，強健的胃經也會讓慾望跟著提升。但如果人人都慾望無窮，這個社會就會變得很貪婪、很野蠻。所以聰明的人體為慾望設置了一個安全閥，讓胃經循行到額顱，這與理智有關，可以管控由胃經而產生的過度慾望。額顱內的腦前額葉是大腦的指令與管理中樞，在正常狀態下，會抑制基本的情緒與衝動。幸好額顱內的腦前額葉可以幫忙踩煞車，不讓慾望無止盡的高漲，回到動物時代。

有研究指出，老人的腦前額葉隨著年齡退化，會導致邏輯判斷能力減弱，但是對金錢的慾望和衝動反而明顯增強。媒體上不斷播出老人被騙的新聞，其實與老人大腦理性中樞的退化有很大關係。由此也可見胃經循行至額顱的重要性了。

 ## 中醫師不傳之祕：
胃經在頭面的交會穴個個都有好身手

胃經屬於多氣多血的陽明經，若將氣血換成金錢來看，胃經可是五臟六腑之中最富有的人。這個高富帥家族的人緣極佳，鄰近的經脈也都樂於共襄盛舉，因此胃經在頭面部與許多經脈和穴位交會，以群策群力共同保護重要的頭面部位。

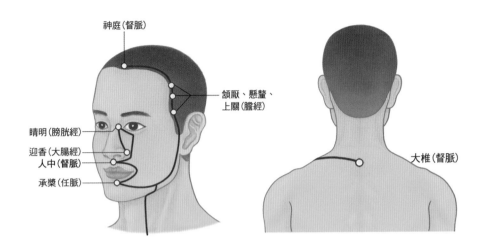

神庭(督脈)

頷厭、懸釐、
上關(膽經)

睛明(膀胱經)

迎香(大腸經)
人中(督脈)

承漿(任脈)

大椎(督脈)

胃經在頭面部一共與五條經脈的九個穴位交會，如上圖。

交會經脈分為兩個群組：

第一組是功夫高手群組：包括任脈（承漿穴）與督脈（人中穴、神庭穴和大椎穴）。

第二組是麻吉好友群組：包括大腸經（迎香穴）、膽經（頷厭穴、懸釐穴、上關穴）和膀胱經（睛明穴）。

功夫高手群組

精明的胃經透過與任督二脈的相連關係，即時掌控十二經脈氣血情況，隨時調控因應，以維持身體正常運作，更加印證了中醫說「人以胃氣為本」！

胃為水穀之海，飲食自口唇而入，經過胃的受納腐熟之後，轉化為氣血，所以胃是氣血生化之源，五臟六腑的根本，十二經脈也得到濡養。而胃經也在口唇處與任督二脈相通，一方面藉由調節十二經氣血來協助任督二脈，另一方面也可將氣血直接輸送給任督二脈。

口唇之處是任脈與督脈的分界區，口唇以下屬於任脈，口唇以上屬於督脈，這個部位就成為人體陰陽交會的重要區域。胃經環繞唇口，除了與飲食有關之外，還掌握人體的陰陽交會區，等於掐住了任督二脈的要害，讓任督聽命於胃經。

奇經八脈是十二經脈以外的另一個經絡系統，人體正常生理機能仍以十二經脈為主，奇經八脈不屬於十二經脈系統，所以不受常理約束，因此能跨越經脈藩籬，聯繫十二經脈，讓多經脈一起工作，同時還能調節十二經脈的氣血，例如十二經脈氣血過多時，就流入奇經八脈暫時儲存，當氣血不足時，奇經八脈就將儲存的氣血送回十二經脈，藉由這樣的機制來維持人體經脈中的氣血陰陽平衡。

奇經八脈的任脈與十二經脈中的六陰經都有聯繫，因此稱為「陰脈之海」，督脈與六陽經都有聯繫，因此稱為「陽脈之海」，打通任督二脈就是打通人體全部十二條經脈（這可是許多武俠迷的夢想）。胃經同時交會任督二脈，所以只要照顧好胃經，就能強化任督二脈。

🔑 解密：胃經是點穴高手

再跟大家透露一個秘密，其實胃經本身也是武林高手，尤其專精在「點穴」方面。

胃經與任督二脈交會的四個穴位，包括任脈的承漿穴、督脈的人中穴、神庭穴和大椎穴，都可算是「死穴」。

承漿穴跟人中穴剛好守在嘴巴上下的位置，兩穴只要同時被掐住，根本無法開口；前額的神庭穴和上背的大椎穴剛好守在頭部前後上下的部位，兩穴只要同時被掐住，頭根本無法動彈。四穴都位在人體頭面部的要害，在武術對打時，一旦被對方掐住勝負幾乎已定。

但是點穴不僅用在壓制敵人，平時也有良善的用途。例如眾人皆知人中穴是開竅醒神的要穴，無論是因為情緒激動或中暑等原因昏厥時，都可掐人中穴促進甦醒。

神庭穴位於腦前額葉，顧名思義就是有安定神志的作用。人類的習慣中，只要出現緊張、煩躁、焦慮、悲傷的情緒時，常不自主地用手掌托住額頭以穩定心神，額頭正上方髮際線後的位置約略就是神庭穴。

大椎穴在大腸經介紹過，是諸陽經之會。胃經身為多氣多血的陽明經，連結大椎穴有著錦上添花、讓陽氣更加旺盛的能力。但大椎穴也因為有多條經絡通過，以及位在頸肩部的交通樞紐位置，氣血很容易阻塞，而導致頭痛頭暈、手麻、肩頸痠痛等症狀。

一般而言，大椎穴的陽氣很旺盛，對於長期熬夜、喜歡燥熱飲食的人，或是夏天暑氣過盛而有中暑的現象，或感冒發燒時，大椎穴摸起來會有異常的熱感，此時可以在大椎穴按揉或拔罐滑罐來透散熱邪。但是對於久病久虛之人，大椎穴反而會堆積寒氣，使得陽氣受到制約，而讓病情拖延難癒，大椎穴摸起來會有股冰涼感，此時就可在大椎穴加上艾灸或其他溫熱的方法，以驅散寒氣，溫通陽氣，改善病情。所以大椎穴又稱為「百勞穴」，一般說法是能補虛治勞。但我個人認為「百勞」是點出大椎穴位於樞紐位置，日常生活頻繁使用，加上多經脈的氣血在此交互流動，成為人體最忙碌的穴位之一，當然也容易因為過勞而損傷，病情有實有虛，有寒有熱，需要仔細辨別。

您看！胃經是不是隱身於市井、深藏不露的點穴高手呢？

麻吉好友群組

胃經與大腸經同為陽明經，屬於同一家族。胃經、膽經與膀胱經則是足三陽經，共同形成人體最堅強的防護網，是為護身三劍客。因此大腸經、膽經、膀胱經與胃經，成為日常生活中一起工作的麻吉好友，俗語說「打虎不離親兄弟」，保護頭面部如此重要的任務，當然要找麻吉一起行動囉！

━━○ 解密：胃經在頭面循行路線會透露身體的秘密

● 聽說前額飽滿的人，能力出眾，官運佳，這跟胃經有何關係？

胃經循行到額顱，傳統相學稱額頭為「天庭」，代表事業宮，天庭開闊飽滿的人，心胸也會開闊，且能力出眾，工作表現出色。現代醫學認為，腦前額葉是與智力密切相關區域，掌管人的記憶、思考，分析、判斷以及反應能力。

胃經經過額顱，深層就是腦前額葉所在處。當營養充足，輸送至腦部的養分增多，前額外表部位就會飽滿，深層部位能量也很足夠。所以可從前額觀察一個人的智力、能力和前途發展性。

● 為什麼「記憶和理解能力強」就是「聰明」？這跟胃經有甚麼關係？

漢字很有趣，將「聰明」拆開就是「耳聰目明」，耳朵聽力好，眼睛視力佳，看得清楚、聽得明白，就能完整地吸收知識，開發智力，提升理解力和記憶力，甚者還能「青出於藍，更甚於藍」，創造出獨特的能力。

胃經連結脾胃與眼睛耳朵，自然會將吸收的營養輸送到此，讓耳聰又目明。中醫有一個藥方就叫「益氣聰明湯」，治療脾胃功能失調，中氣不足而出現頭痛眩暈，視力下降，耳鳴耳聾，失眠健忘等症狀。方名中的「益氣」就是補中氣（調補脾胃之氣），「聰明」當然就是耳聰目明之意。許多病人說吃了這個藥方，記憶力真的有改善。

現代研究顯示，人類從出生到三歲之間是腦部活動最活躍的時期。若要孩子頭腦好壯壯，除了給予多元且適當的感官刺激之外，充足的營養也是必須的，才能補給腦部發展時所需要的資糧。臨床上，遇過幾個幼兒時期嚴重腹瀉的案例，成長後學習能力有較差的情況。所以想要聰明的前提，就是要有健康的脾胃及通暢的經絡系統，才能將營養輸送到頭面部。

● 俗語說：「口闊吃四方」跟胃經有何關係？

「口闊吃四方」，在相學上是指口型大的人前途不可限量，四處都有好發展。從飲食的角度來看，口型大的人能塞進去的食物比較多，食慾也比較好。胃經在面頰嚼肌「腮幫子」部位，由於常常咀嚼，長期操練，肌肉變得豐厚，面型也會比較方圓。若有這種女婿到丈母娘家用餐，大口大口的吃飯呷菜，吃相雖然不太雅觀，但是對於辛苦做菜的人來說，可是一大鼓勵與肯定呢！難怪丈母娘看女婿，越看越有趣，當然就擄獲岳母的認同囉！

反過來說，近年來由於受到西方人瘦長臉型的影響，許多家長讓嬰兒趴睡，加上飲食越來越精緻，較少咀嚼，顎骨較小，牙槽跟著變窄，下巴也比較尖。臨床上，見到這種瘦尖臉型的人，我們都可直接推論他的胃經一定無力，消化功能也不佳。

● 聽說觀察口唇附近的面相，就能看出腸胃功能，中醫真有這麼屬害？

　　鼻翼與兩側嘴角和下巴所形成的菱形部位，如果出現青色或黃色，表示腸胃功能不佳。

　　這種狀況常出現在小朋友身上，尤其是嬰幼兒。因為他們的腸胃機能還不夠成熟，很容易受食物的影響，而出現食慾差，稍微吃一點東西就腹脹，大便不正常，有人會便秘，有人會腹瀉，或是便秘及腹瀉交替出現。大人也會出現這種情況，常見於身形瘦削的女性，會有偏食的傾向，胃口差，營養不良，容易疲勞。有些人則是減肥不當，損及腸胃的後遺症。

　　這個菱形區域（見下頁圖），剛好是胃經與大腸經通過的部位，所以會反映出腸胃的狀態。只要配合中醫師的治療並注意飲食就能改善，面色青黃也會逐漸淡去。

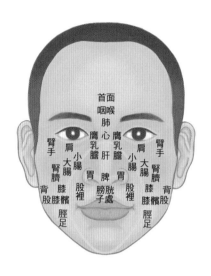

面部對應臟腑圖

● 聽說腮幫子有力，腳就健壯，是真的嗎？

　　胃經包圍腮幫子，而且胃經經筋通過腮幫子，胃經系統還連結下肢。在《內經》面部望診中，腮幫子也剛好是下肢的對應區（參見下頁綠線圍成的區域），所以腮幫子會透露一個人腳的狀況。年輕人腮幫子很飽滿，腳就會很靈活軟 Q 有力。老人家腮幫子通常都會下垂，當然腳就會越來越沒力了！

　　或許大家會好奇也想知道，那老年人該如何強化腮幫子呢？

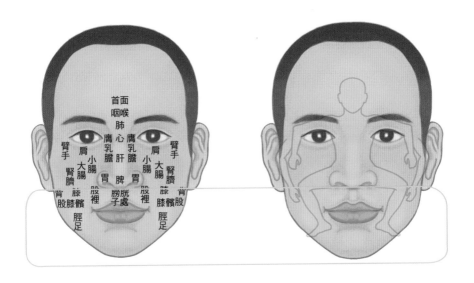

腮幫子對應人體下肢圖

　　腮幫子其實就是我們咀嚼食物會用到的肌肉群，深層部分就是牙齒。人體也是「用進廢退」的原則，只要常常咀嚼，尤其多吃纖維較多的食物，腮幫子就會越練越有力，也能提升腳力常保健壯。

● 腮幫子有力且隆起的人，臉部下方會變得豐厚而成為四方臉，這就是俗稱的「官相」，比較有機會擔任領導者。這是為什麼呢？

　　腮幫子隆起的人，咀嚼功能比較好，想當然爾，胃的消化吸收能力也不錯。之前說過，胃經功能佳，會讓人身體強壯且有慾望。體力好，

思路清晰（胃經到額顱），加上想成功的慾望所驅動，這幾種特質正是領導者必備的條件。

透過經絡也能看出面相運勢，有趣吧！其實若真的深入經絡，不只從面相，全身都有揭秘點，能透析人體的健康與人生運勢呢！

2. 胸腹部的「胃乳臍線」

腮幫 U 形線結束之後，胃經開始向下行。有條分支從下巴下緣中間的大迎穴分出，走到前下方頸動脈處的人迎穴，沿著喉嚨經過大椎穴到缺盆，再從缺盆進入胸腹部。

胃經胸腹部路線因為通過乳房，挾行肚臍，所以稱為「胃乳臍線」。

胃乳臍線的循行及功能特色

胃經在胸腹部循行分為兩線，接近人體中線的為「內線」，另一條為「外線」。（見下頁圖）

內線：屬於旁系路線，為了連結內臟，加強臟腑功能。以胃口作為轉接點，再分為上線與下線。

● **上線**：從缺盆，下膈，屬胃，絡脾。以「屬胃絡脾」為主。

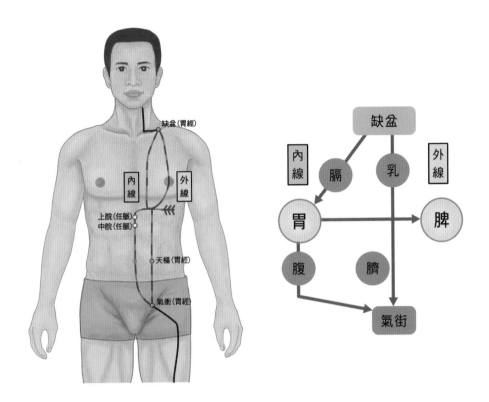

脾在胃的外側，偏於脅肋處。

陽明胃經主要走在人體正面，脾臟所在的脅肋區，理論上已經超出陽明經的範圍，但是胃與脾鶼鰈情深，胃經還專程延伸至脅肋連結脾臟，而且體貼的胃還用自己強大的經筋系統來保護脾。

● **下線：** 起於胃口，下循腹裏，下行到腹股溝的氣街。以連結任脈為主。

由於胃經在腹部交會任脈的上脘穴和中脘穴，因為任脈位於人體中

線上，下循「腹裏」就隱含著向下循行於「腹部內側」之意，下線循行到腹部內側中線上，再斜向外側的氣街。

胃經在內線沒有屬於自己的穴位，可視為旁系道路，主要目的在以最簡捷的方式連結脾臟與任脈，讓彼此在功能上相輔相成。

任脈位於人體正中線，是陰脈之海，與人體的泌尿生殖和消化系統有關，胃經在面部已與任脈交會，在腹部再做一次連結。而脾與胃相表裡，脾臟位於人體偏外側。胃經連結脾臟，也為任脈與脾臟之間架起橋樑，胃主消化系統，脾還主生殖系統，都與任脈功能相合。

任脈的上脘穴附近就是俗語「心窩處」或中醫說的「心下處」，胃經通過此處，心臟也在附近，心窩痛或心下痛成為胃病與心臟病都會出現的症狀，很容易混淆，心臟病因此常被誤認為胃病而延誤搶救時機。

外線：是直行的幹道，也是胃經經穴的主線，可以用來調節臟腑功能。

本線從缺盆向下經過乳部內側，這個說法是為了與膽經經過乳部外側做區別，其實胃經走在乳部的正中線，通過乳頭，進入腹部，再向下挾行在肚臍兩側，最後也進入氣街。

胃經胸腹部的穴位分布在外線，外線看起來好像沒經過胃，其實胃是人體廚房的大鍋爐，專責受盛腐熟水穀，它的體積一定要夠大才能裝得下這些食材，因此，外線從乳房下行到肚臍途中，必定經過胃部，刺

激這些穴位當然也能調節胃功能。內線與外線之間的上腹部區域,也是胃的所在區,可以按揉護胃。

內線與外線最後在氣街合而為一,進入大腿部。

身為多氣多血的陽明經,胃經經脈的胃乳臍線,在胸腹部位分出兩條經脈以增加涵蓋範圍。下方左圖是合併人體兩側的胃乳臍線,看起來是否有點眼熟?是不是很像右圖的腮幫 U 形線?

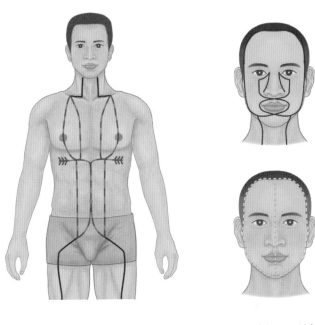

胃乳臍線　　　　　　　腮幫 U 形線

是的！強大無比的胃經就是用這種全面包覆的方式來保護及滋養身體。

胃經經筋在胸腹部循行敘述很簡單：「聚於陰器，上腹而布，至缺盆而結」，就是以胃乳臍線為範本，分布在它所形成的胸腹區域。詳述請參閱經筋篇。

🔑 解密：「胃乳臍線」是「食色性也」的大本營，維持自身生命與傳宗接代。

總論提過，在《孟子》書中，告子說「食色性也」，意指喜愛美好的事物是人類本性使然。但後世參酌《禮記》「飲食男女，人之大欲存焉」，將「食色性也」轉譯為食慾與性慾都是人類的本性。雖然誤解了告子之意，倒也符合人類追求個人生存與種族延續的目標，所以我們也就跟著使用「食色性也」來解釋胃乳臍線的特性。

總論中介紹過胃經與食慾和性慾有關，胃乳臍線就是慾望的大本營。

胃是人體的廚房，實際消化吸收食物，是五臟六腑營養補給站，以維持自身生命。胃和食慾的關係，前面已有詳細介紹，不再重述。至於胃經攸關性成熟，增加求偶和性慾能力，有助於傳宗接代的部分，再略作補充如下：

性成熟：脾胃功能正常，能提供青少年在青春期蛻變發育為成人的「轉大人」過程中，筋骨肌肉快速增高、長壯所需的養分，讓他們脫胎換骨，準備踏入人生的另一個階段——性成熟。

求偶：胃經在頭面部連結眼睛、口唇及喉嚨，充足的營養，讓眼睛會放電，口出甜言蜜語及性感的聲音，這種性感魅力誰人能擋？

乳房：中醫認為血液向上能化為乳汁，向下能化為月經。胃經通過乳房，乳房發育以及哺乳的乳汁來源，都來自胃所吸收的精微物質。

胃為水穀之海，陽明經多氣多血，是身體氣血營養很重要的來源。充足的營養轉化成生長發育所需的氣血，讓女性的月經來潮，乳房發育正常，皮膚細緻，身材凹凸有致。男性則體格壯碩挺拔，胸肌健壯，當然都能吸引異性的關注目光。

至於母乳也是由血液轉化而成，母親營養充足，乳汁自然充足。但我曾在臨床上遇過一位生了第一胎的年輕媽媽，堅持要親自哺乳，食慾超佳的寶寶也很喜歡喝母奶，但隨著時間孩子對母奶的需求量越來越大，媽媽餵的越多，自己卻越衰弱。她覺得自己的營養吸收是「入不敷出」，常常頭暈、心悸、畏寒，全都是氣血不足的症狀，甚至損傷到脾胃功能，沒有胃口，看到食物就想吐。幸好孩子慢慢大了，在我們的建議之下，年輕媽媽努力斷奶，強化自己的脾胃功能，加強攝取營養之後，這些症

狀就慢慢緩解。

　　還有一些愛美的女性，以錯誤的飲食方式減肥，身材是瘦了，但因為營養不良，影響「胃乳臍線」所照顧的器官，例如乳房跟著縮水變扁，月經停止，生理期錯亂，性慾低下，增加不孕的風險。時間久了，視力開始模糊，頭暈疲倦，影響智力等等，嚴重者變成厭食症而死亡。這樣的美，真的是美嗎？其實，美感來自於健康的身體所散發出來的儀態和氣質，而不是變成乾癟的四季豆。

　　肚臍：肚臍是我們在母親肚子裡與母親的連結，母親透過臍帶將養分輸給嬰兒，所以肚臍是生命初始生長的源頭。脾經系統與肚臍關係更密切，胃為水穀之海，脾胃為氣血生化之源，胃與脾一起守護生命的源頭。

　　性衝動：胃經的內線和外線最後匯集在氣街。氣街位在腹股溝上，兩側腹股溝所夾的中間部位就是外生殖器，中醫稱為「陰器」。原文雖然沒有點出胃經與陰器有關，其實是相關的。為什麼呢？

　　首先可從經脈的特色來推敲。經脈本身並不是一條線，而是一個立體結構，就像水管一樣，如此才能輸送氣血。立體結構除了長度之外，還有寬度及高度。陽明經脈氣血充足，它的寬度與高度一定也很粗大。單側腹部有二條經脈在氣街合併，當身體兩側的經脈同時抵達氣街所在的腹股溝時，一共有四條經脈的氣血匯入，大量的氣血會將經脈的管徑

撐開，寬度增加了，兩側的經脈一定會更為貼近陰器。

其次，胃經經筋「聚於陰器」，直接將陰器納入保護，可見胃經系統對於陰器的高度重視，胃經當然也會輸送營養物質到陰器以提高「性趣」。

生殖器與乳房一樣，都是很重要的性徵，肩負著吸引伴侶及傳宗接代的重要任務。性衝動是一時性的活動，需要快狠準的能量。唯有強壯的胃經才能有強壯的性表現，因為胃所吸收的精微物質能轉化為氣血，使五官敏銳，放射電眼，成為挑情聖手，肌肉強壯，四肢靈活，體力充沛，充分享受性生活的樂趣。

胃乳臍線提供的營養，讓生殖系統充分發育，展現性能力，完成孕育重任，培養出健康的下一代，人類種族生命得以繁衍，胃經功不可沒呀！所以，拜託年輕朋友們一定要好好照顧自己的胃，才有追求好伴侶以及實現夢想的本錢。

3. 下肢部的「正面 1-4 趾」

先跟大家分享一個臨床案例。

一位中年女性病患，眼睛有虹彩炎病史，眼睛長期疼痛，經中醫治療後，疼痛減緩許多。沒想到中秋節期間，多吃甜食之後，右眼痛加劇，眼頭及下眼皮壓下去也會痛。病人很疑惑，左腳沒有外傷，怎麼連腳背

也在痛。

我聽了忍不住笑說「這就是胃經在作怪！」

因為胃經通過目、口、唇、齒到胃，再到大腿、小腿和腳背的正面，以及 1-4 趾的趾縫，所以患者就是沿著胃經的路線生病。治療就從胃經著手，在胃經腳趾上的穴位針灸治療後，症狀馬上解除。

透過胃經的連結，人體上部的額頭和面部五官，中部的乳房、肚臍及腹股溝，下部的下肢正面到腳背 1-4 趾趾縫間，這些看似獨立的部位都串連成一家人，共榮共享，共同承擔。這就是中醫「頭痛醫腳」，頭痛眼睛痛不從頭治，反而從腳趾治療的秘密。

現在回歸胃經──下肢部主題。胃經屬於陽明經，走在下肢陽面的前線。由於脾胃主四肢也主肌肉，加上陽明經多氣多血，因此胃經在下肢陽面的循行，主要分布在大腿與小腿正面肌肉豐厚肉多多的部位。

下肢路線從腹股溝的氣街開始，經過髖關節前面，沿著大腿正面下行，經過膝關節外側凹陷處，這個部位中醫稱為「犢鼻」又稱「外膝眼」。當膝蓋彎曲 90 度時，在膝關節的內側和外側各會出現一個凹窩，這是由膝部的髕骨與髕韌帶所形成。由於彎曲的膝蓋看似牛的鼻子，兩側的凹窩就像牛的鼻孔，也像膝蓋的眼睛，所以外側凹窩稱為「犢鼻」或「外膝眼」屬胃經，內側稱為「內犢鼻」或「內膝眼」屬脾經。

從膝關節以下，胃經開始分為三支：

主幹線：

沿著小腿的陽面走到足背，進入足中趾內間，即第 2-3 趾之間的趾縫中，最後終止於第 2 趾（次趾）末梢外側端的厲兌穴。

小腿外線：

從膝下三寸亦即足三里穴的位置分出，走在主幹線外側，經過足背，進入足中趾外間，即第 3-4 趾之間的趾縫，止於第 3 趾（中趾）末端。

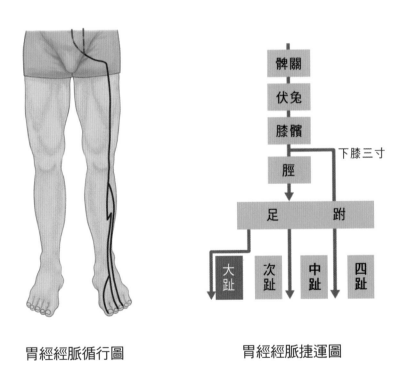

胃經經脈循行圖　　　　　胃經經脈捷運圖

足背內線：

從主幹線的足背部位分出，向內進入足大趾趾縫間，再出於大趾末端，與脾經銜接。

胃經在小腿的分支，主要加強連結位於它兩側的膽經和脾經。足背分出三條經脈，連結四個趾頭，涵蓋面積之廣，與腮幫 U 形線及胃乳臍腺有異曲同工之妙，完全展現胃經這位陽明老大哥統領人體正面的威力。

足部這些分支路線也透露了胃經的強勢之處。例如，在小腿部，從著名的足三里穴分出「小腿外線」，與膽經的小腿路線非常接近，以加強與膽經的關係。到了足背，進入第 3-4 趾趾縫，最後抵達第 3 趾末梢外側端。

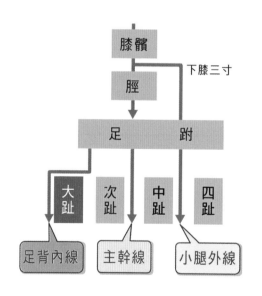

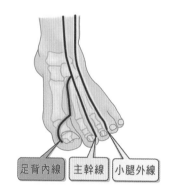

大部分趾頭的末端都有穴位，例如第 2 趾末梢為胃經的厲兌穴，第 4 趾末梢為膽經的竅陰穴，唯有第 3 趾末端沒有穴位，第 3 趾（即中趾）成為沒人管的公共區域。若依位置上來看，第 3 趾應該歸胃經與膽經共管。臨床上，我們確實使用第 3-4 趾趾縫及骨縫來治療胃經和膽經共同的疾病，效果不錯。

足中趾位於足趾的中間部位，主幹線和小腿外線分布在中趾的兩側。中趾雖然號稱歸胃經與膽經共管，但是多氣多血的胃經，它的形勢和氣勢就是比膽經強，不僅用經脈夾行在中趾的兩側，還特地從胃經最強的穴位足三里處發出一條小腿外線，一路直衝到中趾的末梢，將之納入管轄。誰敢與之爭鋒？

另一個例子。足背內線從主幹線的足背部位分出，通過屬於肝經的第 1-2 趾間的骨縫與趾縫，再轉到大趾內側末梢與脾經銜接。瞧吧！胃經就這樣光明正大的通過肝經領域，不知是否有事先取得肝經的同意？

還有，足三里下方有兩個穴位「上巨虛」和「下巨虛」，它們分別是大腸經和小腸經所寄放的下合穴。《內經》說「大腸小腸，皆屬於胃」，乃因大腸、小腸皆承受從胃腑傳化而來的水穀之氣，在

足三里
上巨虛
豐隆
下巨虛

生理上有著直接聯屬的關係，因此由胃統籌大小腸的功能，大小腸也很識相的在功能強大的胃經上放置下合穴以示忠誠，讓胃經一併管理。

下合穴臨床上很好用。足三里是胃經的合穴也是代表穴，在足三里、上巨虛和下巨虛連下三針，就可以同時調整腸胃功能，超有效率。

🗝️─○ 解密：飯後散步真的有助於消化嗎？

當然囉！

胃經本身循行從胸腹部到下肢，在腹部連結胃與脾，在小腿透過下合穴連結大腸與小腸，胃經因此將消化系統與下肢連成一氣，所以飯後起身去散步，下肢活動可以促進胃經的氣血循環，幫助脾胃大小腸的機能。所以上班族們，飯後記得起身走走，幫助消化，否則持續久坐，食物堆積在胃裡，肚子就會越來越大！

🗝️─○ 解密：胃經保留了遠古人類在野外求生的過程

充足的營養能讓五官敏銳，下肢強健得以保命。

早期生活在大自然中，人類既是獵手也是獵物。會去採集植物及昆蟲，追捕獵物，以作為糧食。對於其他的肉食性動物，如老虎、獅子、鱷魚等野獸而言，人類也是牠們的食物來源之一。所以，要活命一定要「眼明腳快」，去等待去觀察去獲取食物，同時也要避免成為獅子老虎

的大餐。

　　發揮「眼明腳快」功能的眼睛及腳部，都是胃經通過的部位，胃將營養物質直接輸送至此。有了足夠的營養，能讓五官的感覺敏銳，無論是聽、看、聞都很清楚，得以及早發現食物蹤跡，強健的下肢就能超前搶得食物。這個循環會讓強者更強，無論是去追趕獵物或是逃命自保，都能健步如飛，安全無虞。

　　對於早期人類而言，胃經以胃為核心，建構起一個維生與逃命系統是非常重要的。而對於居住在工商業城市，出入都有交通工具代步的現代人來說，胃經這個「眼明腳快系統」還有發揮的空間嗎？

　　當然有啊！

　　請不要忘記，胃經不僅僅是廚師角色而已，它連結頭面五官，與智力發展有關；連結生殖系統與內分泌系統，與自我認同有關；連結下肢與人類的自由活動能力有關。這些連結與功能，提供了一個人的謀生能力，魅力自信以及生活尊嚴！

　　我自己青春年少時還沒有健康概念，也常亂吃一通，糟蹋腸胃，媽媽就會叮嚀說：「金山銀山，沒有好身體，什麼也都搬不走！」當了醫師才慢慢體會老一輩所言不虛，原來聰明的老祖宗早就知道這個秘訣：吃得好～就會有好未來。

　　古人說：「將相本無種，男兒當自強」，人人都有這個潛力，只要照護好胃經，都能成為文武全才的高富帥聰明哥喔！

足陽明胃經——病候

胃經經脈病候 《內經》原文	說明
是動則病： 洒洒振寒，善伸，數欠，顏黑	本經經脈異常時就會出現： 身體陣陣的顫抖發冷，頻頻伸懶腰，呵欠連連，面色紅黑暗沉等症狀
病至則： 惡人與火，聞木聲則惕然而驚，心欲動，獨閉戶塞牖而處 甚則： 欲上高而歌，棄衣而走	發病時， 討厭看到人和火光，聽到木器聲音就非常惶恐驚慌，心臟好像要亂跳，所以緊閉門窗而獨處。 病情嚴重時， 甚至會想要爬到高處去唱歌，脫下衣服而亂走
賁響，腹脹	胸膈腸胃咕嚕咕嚕，鳴聲很大，腹部脹滿
是為骭厥	小腿部位氣血阻滯，循環不良而出現寒冷、痠痛、麻木的症狀（骭音幹。意：小腿的脛骨）
主血所生病者：	主治有關血液方面的疾病

狂，瘧，溫淫，汗出	精神躁狂，瘧疾，溫熱病，大量汗出
鼽衄，口喎，唇胗，頸腫，喉痺	鼻塞打噴嚏流鼻水或流鼻血，面部口角歪斜（面神經麻痺），嘴唇生瘡（口角炎），頸部腫大，喉部疼痛，吞嚥不利
大腹水腫	上腹部因水液代謝失常而腫脹
膝臏腫痛	膝關節腫痛
循膺、乳、氣街、股、伏兔、骭外廉、足跗上皆痛，中指不用	沿著足陽明胃經通過的部位：前胸、乳部、氣街、大腿前緣、伏兔、小腿脛骨外側、足背等都疼痛，足中趾活動不利
氣盛則身以前皆熱； 其有餘於胃則消穀善饑，溺色黃	本經經氣有餘時，身體前面都會發熱； 胃中熱氣有餘時，食物的消化速度很快，容易飢餓，小便色黃
氣不足則身以前皆寒慄； 胃中寒則脹滿	本經經氣不足時，身體前面都會寒冷顫抖； 胃中寒冷時，食物的消化速度減慢，胃部脹滿

說明：
白色區塊代表「是動病」和「氣病」，淺黃色區塊代表「所生病」。

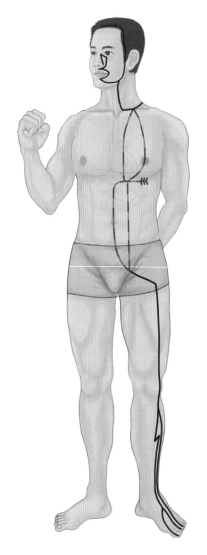

胃經經脈循行與主要病候對照圖

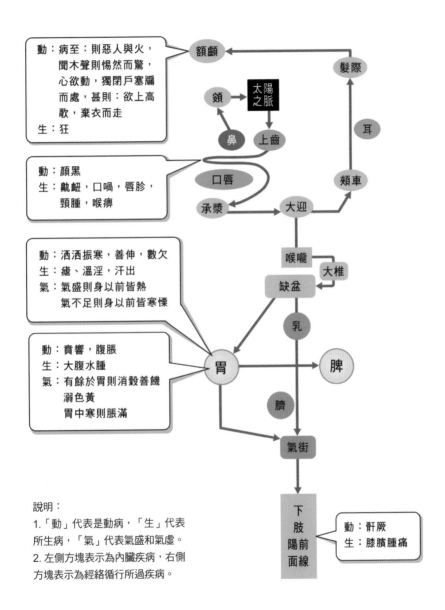

動：病至：則惡人與火，
　聞木聲則惕然而驚，
　心欲動，獨閉戶塞牖
　而處，甚則：欲上高
　歌，棄衣而走
生：狂

動：顏黑
生：鼽衄，口喝，唇胗，
　頸腫，喉痹

動：洒洒振寒，善伸，數欠
生：瘧、溫淫，汗出
氣：氣盛則身以前皆熱
　氣不足則身以前皆寒慄

動：賁響，腹脹
生：大腹水腫
氣：有餘於胃則消穀善饑
　溺色黃
　胃中寒則脹滿

額顱　　　　髮際

頏　太陽之脈　　耳

鼻　上齒

口唇　　　頰車

承漿　　大迎

喉嚨　大椎

缺盆

乳

胃　　　脾

臍

氣街

下肢陽前面線

動：骭厥
生：膝臏腫痛

說明：
1.「動」代表是動病，「生」代表
所生病，「氣」代表氣盛和氣虛。
2. 左側方塊表示為內臟疾病，右側
方塊表示為經絡循行所過疾病。

胃經經脈病候可分為兩類症狀

1. 與循行所過部位有關的病候

　　每條經脈都有循行所過部位的氣血運行失常，所產生的功能異常和「不通則痛」的症狀。包括：

頭面五官部「腮幫 U 形線」：

　　鼻病的鼽衄，面神經麻痺的口眼歪斜，嘴唇長瘡、頸腫、喉痺等。陽明多氣多血又主面，「顏黑」提示我們，氣血循環不良會變成黑嚕嚕的包公臉喔！記得，氣血充足才能擁有健康的美麗容顏。

胸腹部的「胃乳臍線」：

　　如大腹水腫、賁響、腹脹等腸胃功能異常症狀；膺、乳、氣街疼痛等氣血失調症狀。

下肢「正面 1-4 趾」：

　　沿著大腿正面、小腿脛骨外側、足背等疼痛，腳趾頭不靈活等。

2. 與胃經特色有關的病候

一連串精神異常的狀況

其他經脈也有精神異常的症狀，但只有胃經病候內容記載得既詳細且嚴重。

原文說：「病至則惡人與火，聞木聲則惕然而驚，心欲動，獨閉戶塞牖而處，甚則欲上高而歌，棄衣而走。」

意思是病人平時言行舉止還算正常，一旦發病就非常怕吵，容易恐慌，因此不喜歡見到人和火光，聽到木器的聲音非常驚惶。這些情況都會造成他的身心壓力和刺激，心臟開始砰砰亂跳，所以只好緊閉門窗獨處，離群索居。這與現代的恐慌症有相似之處，由於交感神經過敏，導致焦慮型的精神官能症，而有心跳加速、呼吸困難、頭痛頭暈、噁心反胃、顫抖出冷汗、喉嚨異物感、胸悶胸痛等症狀。

還有另外一種狀況，就是當病情趨於嚴重時，會心神錯亂，身心躁動，想要爬到高處去唱歌，脫下衣服而亂走。

對於上述症狀，令人印象很深刻，小時候住在南部，街上常常看到一位蓬頭垢面的中年婦女，衣著邋遢，夏天還有點衣不蔽體，邊走邊搖頭晃腦，邊唱著歌，有小朋友經過時還會大聲喝斥，作勢要打人，我們就趕緊逃開。爸媽說她是瘋子，居無定所，吃飯也是有一餐沒一餐的，叮嚀我們不要靠近她。有一次我壯著膽子靠近她，仔細看她的面容，發現她憔悴暗沉，眼神散亂，當場嚇得落荒而逃。後來聽老一輩的人說，

她是受到很大的刺激後才變成這樣，小時候不了解精神刺激與瘋子之間的關聯，只覺得她既可怕又可憐。

綜合前面兩種症候，頗似現在的躁鬱症，病人經歷反覆的情緒亢奮期和抑鬱期。前面的症狀類似抑鬱期，後面的症狀類似亢奮期。

大家會不會覺得奇怪，現在不是在討論胃經嗎？怎麼出現這一連串精神異常現象？

一起來看看《內經》的解釋：

「陽明者胃脈也，胃者，土也，故聞木音而驚者，土惡木也。」

「陽明主肉，其脈血氣盛，邪客之則熱，熱甚則惡火。」

「陽明厥則喘而惋，惋則惡人。」

「四支者，諸陽之本也，陽盛則四支實，實則能登高也。」

「熱盛於身，故棄衣欲走也。」

「陽盛則使人妄言罵詈不避親疏，而不欲食，不欲食，故妄走也。」

《內經》以五行相剋，木剋土、土惡木的關係，以及陽明胃經本身陽盛，多氣多血和主四肢的特質來說明這一系列症狀。

《內經》非常注重胃的功能，「五臟者，皆稟氣於胃」，「平人之常氣稟於胃。……人無胃氣曰逆，逆者死。」意思是說，正常人的五臟六腑都要依靠胃所提供的養分才能發揮功能，維持生命和正常的心智活

動。如果胃的功能失調，就會產生一系列異常的狀況，嚴重者還會導致死亡。

中醫認為「心主神志」，主要掌管神志與情緒的器官不是腦，而是心。而胃經經脈循行到額顱，與腦前額葉有關。腦前額葉與智力密切相關，是主管高階認知思維活動與人格判斷力、行為表現的重要腦區。另外，胃經的經別也循行到心。也就是說，胃經經絡系統連結心臟與前額，這兩個部位都與神志有關。一旦胃經出現異常時，就會影響心與前額所掌管的神志狀況。

在中醫的另一本經典，東漢張仲景所著的《傷寒論》中，有一種精神異常病症「神昏譫語」，就是神智不清，胡言亂語，《傷寒論》的診斷是因為嚴重便秘，胃腸中乾硬的糞便難以排出，這些糞便產生的熱毒，就順著胃經經絡系統向上衝至心（胃經經別到心）及額顱而影響心神。治療法則只要將這些硬便排出，精神異常就得以緩解。這就補充了胃經病變會導致精神異常的原理。

乍聽之下，很不可思議！可是從古至今，中醫師利用通宿便來改善精神異常的有效案例非常多，尤其當一些重症患者，出現神昏譫語、兼有嚴重便秘的狀況，都可以考慮運用。而現代醫學也發現，躁鬱症病人只要吃了精神類的藥物，腸蠕動就會被抑制，排便規律反被破壞，也因此導致病情的膠著難解。

現代的「腹腦」概念與胃經的功能和病候有很大的相似處

胃統領大腸及小腸的工作，就像是人體餐廳的大廚，食物進入體內之後，由胃先做所有工作分派，時程安排，品質管控⋯⋯等，而連接在胃後面的小腸及大腸，只要依據胃的指示，完成自己份內工作就可以了。

陽明大學蔡英傑醫師在其《腸命百歲》著作中指出，依據現代研究，腸道的神經系統分布有一億以上的神經細胞，僅次於大腦，所以稱為「腹腦」或「第二大腦」！

「腹腦」概念指出了腹部腸道不僅是消化器官，更是具有豐富神經細胞、內分泌等的特殊組織，會影響腦部思考、情緒及諸多複雜疾病。所以腸道是會思考的腹腦，擁有豐富的神經系統，能接收腸道訊息，做出判斷，然後發出指令，腸道還會分泌各種荷爾蒙，影響全身大小器官，包括大腦在內；情緒是由腸道掌控，血清素主導人的喜怒哀樂，但血清素並非

由大腦分泌，而是來自腸道，所以人的情緒由腸道掌控；腸道毒素是體內秘密殺手，腸道病菌所產生的內毒素，會嚴重危害人體健康。

根據「腹腦」的研究，保持腸道暢通與健康狀態，是維持情緒穩定的要件之一。

近年媒體報導美國研究指出，巴金森氏症這種常見的神經退化性疾病，真正的元凶不在腦部，而是在腸胃，可能與腸道裡的微生物變化有關。現代研究已經逐步證實，腸道功能與精神和情緒有著密切關聯。

後續在討論胃經經筋的章節中也會看到，胃經經筋全面性的覆蓋在腹部，提供完備且強悍的保護，是名符其實的「腹部一哥」！既然胃是人體非常重要的「後天之本」，當然需要一個團隊共同完成如此重要的使命，胃及大腸小腸就形成了以胃為首領，功能一體，合作無間的工作團隊了。

主血所生病

脾胃是後天之本，氣血生化之源，所吸收的營養成為身體造血的來源。加上陽明胃經本身就是一條多氣多血的經絡，如果胃的功能失常，營養不良就會出現貧血現象；或是胃火過旺，導致血中的熱氣也旺，就會在胃經循行所過的部位出現與血熱有關的異常現象，例如情緒煩躁、脣胗等，還有像牙齦出血、皮膚起紅疹、眼白出血等與胃火擾動血分有關的症狀。這些都與胃功能異常有關。

寒證及熱證

《內經》原文中「氣盛則身以前皆熱，其有餘於胃則消穀善饑，溺色黃。氣不足則身以前皆寒慄，胃中寒則脹滿。」胃經也跟前述的肺經和大腸經一樣出現氣盛與氣虛的症狀。胃經旺盛的氣血對於維持人體生理機能很重要，但若失去平衡也會百病叢生。

胃經經脈之氣的過度亢盛或是不足，在胃經所經過的身體前面部位會出現不正常的寒熱現象，以及胃消化功能的異常。

例如：胃經經氣有餘，氣血增多，身體前面部位就會發熱；胃有火氣，就像爐火變旺一樣，「燒」得全身動不動就大汗淋漓，食物的消化速度加快，容易飢餓。胃火過度消耗水份，小便就會變黃，很多胃火大的人都會有這種經驗，同時還會出現大便硬難解、口乾口臭等等。有些人會去買黃連解毒丸來吃，可能可以暫時改善，卻只是治標沒有治本。長期吃黃連解毒丸這類瀉火的藥物，久了之後，胃會受傷，變成過度寒冷，

而出現胃經經氣不足的症狀。治本的方法應該要從改善胃火開始，如少吃辛辣、炸物、油膩的食物，飲食宜清淡，多吃蔬果，多喝水。

另一方面，胃經經氣不足，氣血也不足，身體前面就會感到寒冷而顫抖；胃中寒冷，就像瓦斯爐關成小火一樣，食物的消化速度變慢，囤積在胃裡面，胃就脹滿。這種情況常出現在長期吃喝冰冷的食物與飲料，或服用過於寒性藥物，或是大病之後尚未恢復的人，胃的蠕動速度很慢，有些病人會說自己的胃幾乎沒在動。食物吃進去就卡在胃裡面，胃跟腹部都很脹痛，大便沒有力氣排出，或是吃到一點點寒性的東西就腹瀉，所以常常沒有飢餓感，也沒有食慾，吃飯變成只是盡義務而已，手腳比較冰冷。治本的方法當從改善胃虛寒著手，如少吃冰冷的食物、飲料、藥物，多喝溫水，注意保暖，飯後多按摩腹部，起身散步，因為胃經連結了胃部跟下肢正面的肌肉群，散步會透過胃經來促進胃的蠕動，幫助消化。

門診時，許多病人喜歡問醫師，自己的體質是寒性或是熱性？每次遇到這種提問，醫師幾乎就要從「盤古開天」開始介紹中醫對於寒熱的概念。因為身體很容易受內在和外在環境的影響，隨著生活起居、飲食情緒、氣候等變化，身體隨時都在變化中，沒有絕對、靜態不變的寒性或熱性體質。

正常健康的人體是寒熱互相協調，沒有人的體質是純熱或純寒，重點在於找出身體冷熱不協調的原因。例如飲食失調導致胃經經脈氣血失常，只要調整飲食就能調整不正常的寒熱狀況，這才是治病的快速法門。

二、足陽明之正（經別）

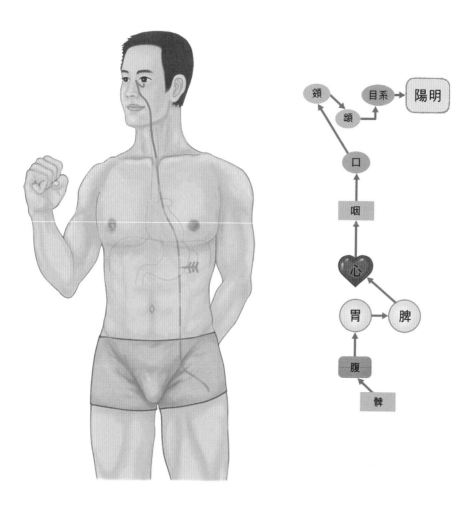

胃經經別循行圖　　　　　　胃經經別捷運圖

胃經經別 《內經》原文	說明
10. 合於陽明	最後合入胃經經脈
9. 還繫目系	再回過來聯繫目系（眼球內部與腦相連的組織）
8. 上頞顐	上行到鼻根和眼眶下部（顐音桌。意：眼眶下部，但一般字典注為顴骨之意。）
7. 出於口	從口部淺出
6. 上循咽	再向上沿著咽喉
5. 上通於心	上行通於心臟
4. 散之脾	散行至脾臟
3. 屬胃	聯屬胃腑
2. 入於腹裏	進入腹腔內
1. 上至髀	本經別在大腿前面，從胃經經脈分出來

表格說明：

1. 編號代表經脈流動的方向和順序。

2. 粉色區塊代表循行體腔內，白色區塊代表循行在四肢及頭面部位。

「胃心口專線」

　　胃經經別在胃經經脈原有的路線加上「心」，將「胃脾—心—目鼻口咽」串連在一起，我把它簡稱為「胃心口專線」。

　　本經連結心臟，在生理功能上，營養的供給道路會更直接更安全，心情與胃口也會互相影響。

　　在病理上，胃病會影響到心，例如胃食道逆流，胸口會有灼熱感，即俗語說的「火燒心」，心病也會影響到胃，尤其是情緒影響食慾至大。經脈篇中提到心下痛是胃病與心臟病都會出現的症狀，除了由於胃經經脈內線通過心下處之外，本經別連結胃與心，也是心下痛難以鑑別的原因之一。

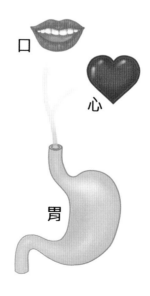

━━○ 解密：「胃心口專線」建立人類特有的交際生活史！

經由胃經經別「胃心口專線」，使得飲食不僅只是動物本能「吃飽」而已，它還牽動了食物與身體健康、心情、言語之間的人際關係。

御膳房之路

從經絡的角度來看，首先，心為君主之官，「胃心口專線」就像宮廷中專為皇帝提供飲食服務的「御膳廚房」。

在古代的宮廷戲劇中，常見到兩派人馬在爭權時，就會有人想在皇帝的飲食中摻入毒藥的橋段，當然，這也一定發生在真實的宮廷中，所以才會設置「御膳房」這類特殊廚房，確保將最好、最安全的飲食營養，安全且快速的送達皇宮，這是保障君王生命安全很重要的設計。

人體「胃心口專線」也是一條「御膳房」之路，讓脾胃得以將營養物質直接送達心臟，確保使命必達，這也是保障個人生命安全很重要的設計。

心口合一

人體五臟之中，心主神志，與喜樂的情緒密切相關。一旦脾胃將營養物質安全無虞的送達心臟，氣血充盈，心臟就會產生喜樂幸福感！幸

福感循著「胃心口專線」向上輸送到嘴巴，就會發自真心的說好話，舌粲蓮花。人與人之間真情交流，自然就會建立真感情，凝聚共識。

反之，如果是「鴻門宴」，就千萬不要在美食的誘惑下輕易卸下心防，要時時保持清醒，免得醒後懊悔莫及。「鴻門宴」源自於項羽在鴻門設下酒宴，本想要殺劉邦，劉邦很了解自己的處境，努力保持神志清楚，不為食物所惑，採取「口蜜腹劍」，（「胃心口專線」策略），嘴裡說著好聽話，心裡卻打著逃命的念頭。最後劉邦終於藉著尿遁而保住一命，若當時劉邦耽溺於美酒佳餚的「口腹之慾」（仍是「胃心口專線」），開懷暢飲，歷史恐怕就要改寫了！

食物的共享

藉由食物的分享來建立人際關係的串連，一直是群體生活中重要的部分。從人類生活歷程來看，早期人類居住在村落裡，會將各自收集或採獲的食物拿出來與所有人共享，以建立族群的向心力，這樣的習俗至今仍在許多原住民部落裡保存著。

就算到了現代社會忙碌的辦公室中，只要業績亮眼或是搶到大客戶等等喜事，大夥也會興沖沖的在下班後一起慶功。彷彿有了好心情，胃口也會跟著大開，情感交流就更暢通了。大家邊享受美食，邊訴說工作中共同經歷的艱苦與歡樂，這頓餐敘也就容易建立起革命情感，相約下次再一起拚搏事業！

而每年的春節、端午及中秋三節，遠在外地的遊子，無論路途多麼遙遠，車票機票多麼難買，總是要趕回家與家人一起吃團圓飯，在飯桌上分享工作與生活點滴來互相取暖，這種感受正是心經與胃經擊掌共享的美好時刻。

「胃心口專線」進階版功能！

　　以「吃」撫慰人心，強化情感，還只是初級版功能而已。若能加以善用，無論是在情感或工作上，也能所向披靡，一戰成功。

想要求婚，提升成功率的關鍵是什麼？

　　求婚是件浪漫的事情，氣氛要精心設計，打動對方的心就能提高成功率！設計氣氛也要善用「胃心口專線」！

　　「胃心口專線」連結了面部的眼睛、鼻子和咽喉。所以第一要有燭光香氛，因為它會啟動眼睛與鼻子的感受器，傳遞至心，讓心先卸下防線；第二要精心設計色香味俱全的餐點，讓好食物從眼、口、鼻、咽喉啟動脾胃功能，將愉悅感傳達至心，而快樂的用餐也會讓眼睛放電，口出蜜語，能助攻擄獲心；最後當然也是最高潮點，拿出亮晶晶會閃入眼睛的定情物，或能打動對方的視覺型禮物，由眼睛直傳到心的感動，便能一舉攻佔整顆心，求婚當然會成功呀！

老一輩常說：要抓住一個男人的心，要先抓住他的胃，真的有用嗎？

俗話說，「婚前婚後差很多」，婚前求婚是男人的工作，婚後理家是女人的工作。男人在外衝刺事業，形形色色的誘惑自然不少，怎樣才能抓住他的心呢？請呼叫「胃心口專線」吧！

「胃心口專線」，顧名思義就是以口納食物進入脾胃，再傳遞滿足感到心，成為守護婚姻的紅線！只要能滿足口腹之慾，心也跟著愉悅，吃飯變成是一件快樂的事情，心當然就被牢牢抓住了。而且中醫認為大腦是由心管理，具有記憶的功能。日積月累的生活經驗，就會變成一種習慣，時間一到，就要回家與家人用餐。

有些讀者可能會覺得上面的說法有點大男人主義，貶抑女性。其實老一輩的人會這樣說，也是源自早期社會男主外女主內的生活型態，現今男女平權，同理延伸男性若能抓住女人的胃，肯定也會大受歡迎。這概念也可適用於親子之間，或者餐飲業與食客之間。

為什麼在老闆肚子餓的時候要求加薪必敗？

人在飢餓的時候，胃部空空，當然也沒辦法輸送養分給心，心情就容易煩躁。此時，如果沒能察言觀色，而直接提出加薪的要求，不僅會被當場拒絕，還會被老闆當作出氣桶，臭罵一頓，得不償失。

所以，千萬記得要在老闆酒足飯飽之餘，開始談論當年勇以及一些聽過千遍且很難找到梗的笑話時，再有技巧地提出要求，成功機率就會大增，切記切記！進食是令人愉悅、放鬆身心的軟性時刻。

 ## 中醫師不傳之祕：
由口唇判斷一個人的消化功能及語言表達能力

胃經經脈「夾口環唇」，兩側胃經剛好包圍整個口唇，所以口唇就能反映出脾胃的消化功能。

消化功能較好的人，口唇肌肉比較飽滿充盈，有力且有彈性感，嘴巴比較能閉合。消化功能較差的人，口唇肌肉比較不豐滿，而且下唇無力，容易鬆垮，嘴巴常會不自覺的微微張開，甚至會不自主流出口水。

這種情況常出現在小朋友身上，父母親可以藉由這樣的觀察，瞭解孩子的腸胃狀況，適時給予照護。

中醫認為「心主言」，言語是表達心裡想法的重要媒介。胃經經別「胃心口專線」，連接心與口，口唇也能反映語言表達能力，電視新聞主播就是最好的觀察對象。多數主播口條流利，咬字清晰，嘴唇厚度比較薄，上下唇線比較分明，嘴唇肌肉比較緊實，這都符合「用進廢退」的原則，因為主播們常使用嘴唇，所以這塊小小肌肉也就被訓練得立體、

鮮明且有力。

對於沒有機會坐上主播台的我們，這個觀察有何意義呢？

一方面是「適性發展」，如果您有這種唇形的孩子或親友，就可以朝著言語表達這方面去栽培他、鼓勵他。

另一方面是在買賣殺價時，若對方是這種唇形，而您剛好不是此類唇形的人，唇槍舌戰的贏面不大，建議不必說太多，見好就趕緊收啦！

最後，「胃心口專線」還有一個重要任務，就是它加強心臟與面部五官之間的聯繫，讓心可以掌管感覺，這也為人類特有的細膩感覺鋪路。細節我們將在心經系統說明。

 ## 中醫師不傳之祕：胃功能不好會影響睡眠！

《內經》說「胃不和則臥不安」，指出胃如果有不舒服的狀況，例如嘈雜（即台語說的「ㄗㄗㄗㄗ」感）、悶脹、疼痛、胃酸逆流等狀況，都會影響睡眠。

胃病跟失眠是現代人常見的疾病，只是大家通常不會想到兩者之間有關聯。其實這也是透過「胃心口專線」而來的，它提醒我們二件事情：

1. 盡量不要吃宵夜。吃了宵夜，胃一整夜都必須工作，無法休息，

久了之後，胃就容易生病。晚餐也不要太晚吃，晚上八點後盡量不要吃固體食物。

2. 有胃病的人一定要趕緊照顧好胃，以免牽連到心而影響睡眠。反之，長期的失眠也會影響胃的消化吸收功能。最好的解決方法就是雙管齊下，同時治療胃病與失眠，才能根本改善。

 ## 中醫師不傳之祕：臨床上真的有「吊人胃口」的狀況

總論介紹俗語「吊人胃口」來自於將「胃口」轉作比喻，讓人產生慾望或興趣。在某些時機點，人們會利用一些方法，就像話說到關鍵點就賣關子不說，或是要秀給人看的物品卻半遮半掩的，讓人產生期待感、窺伺慾望、引發興趣。

但在臨床上，我們確實見到「吊胃口」的身體狀況。

病人常覺得心臟附近有種空虛感，呼吸很淺，肚子有飢餓感但卻吃不下東西，胃一直很脹滿。身體檢查會發現病人的左肩不自覺的高聳，牽引左側的胸廓跟脅肋上提，心臟跟胃部當然也「水漲船高」，隨著向上提高，一般常見於長期容易緊張的人。

我們會跟病人笑說這就是「吊人胃口」，胃部相關的結構與經絡真有向上吊的情況喔！中醫也有類似此症狀的名詞「心懸如飢」，您看，

字面上的意義是不是非常符合症狀呢？！

　　若有這種情況，建議時時深呼吸，尤其是腹式呼吸，將氣引至丹田；做擴胸運動來加強拉開左側肩背肌群，手臂向外做圓形運動來拉開肩關節，若能再調節情緒，緩解緊張壓力，胃慢慢的就會掉下來，回復原位了。

小結

　　再次提醒大家，心與胃關係很密切，總論也介紹過胃經與慾望有關，「胃心口專線」在慾望方面扮演重要角色。

　　身與心互相影響，心為君主之官，管理情緒與慾望。心的想法一旦從「需要」變成「想要」，就很容易拉著胃一起掉入慾望無盡的深淵之中，開始食慾大開，飲食厚味……。幸好胃經經脈到額顱，可以協助管控奔放如野馬的心念。所以，健康清爽的飲食，讓脾能升清氣，胃能降濁氣，人體的氣機正常，心與腦就能維持理智與節制，不會成為慾望的囚徒。

三、足陽明之別（絡脈）

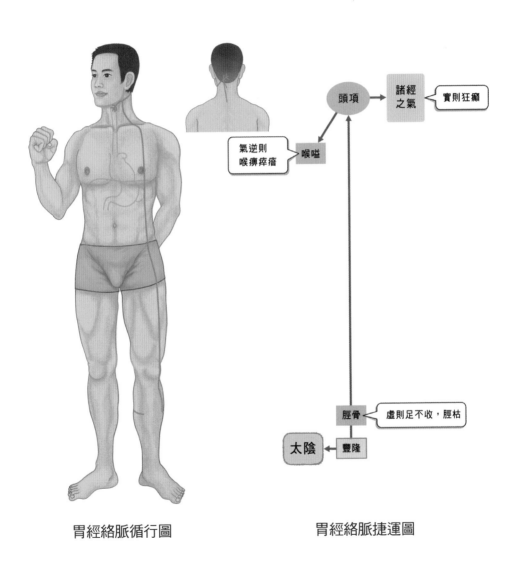

胃經絡脈循行圖   胃經絡脈捷運圖

由於本絡脈的病候與循行完全相關，所以循行與病候一併介紹。

	胃經絡脈 《內經》原文	說 明
循行	4. 下絡喉嗌	然後下行，連絡咽喉與咽峽部
	3. 上絡頭項，合諸經之氣	向上連絡頭部及項部（大椎穴），與各經脈經氣相合
	2. 其別者，循脛骨外廉	另有條支脈，沿著小腿脛骨外緣
	1. 名曰豐隆，去踝八寸，別走太陰	陽明胃經別出的絡脈，名叫豐隆，從外踝上八寸處分出，走向足太陰脾經經脈
病候	氣逆則喉痺，瘁瘖	經脈氣逆亂，就會出現咽喉腫痛，吞嚥不利，突然瘖啞失聲
	實，則狂癲	實證，則會出現躁動的狂症，或癡呆的癲症
	虛，則足不收，脛枯	虛證，則下肢軟弱無力，小腿肌肉萎縮

「豐隆喉頭線」

胃經絡脈循行精簡且有效率，從小腿陽面八寸之處的豐隆穴，也就是外踝到犢鼻連線 1/2 高的地方分出來，一條走到小腿陰面去聯絡脾經，另一條向上沿著脛骨外側，一路走到頭部和項部，並在這裡會合各經脈經氣，然後再下行到喉嗌部。

本絡脈的三個特色部位是豐隆穴、頭項部與喉嗌，因此就簡稱為「豐隆喉頭線」。

絡脈最重要的考量──安全的備用道路

在進入「豐隆喉頭線」內容之前，讓我們先想想胃經絡脈從外踝以上八寸，循著哪一條路徑走到太陰脾經？

早期讀中醫到這裡，通常一眼帶過，想說不就是從陽經直接連到陰經而已，沒啥特別的。直到之前寫到膀胱經的絡脈飛揚穴如何連結腎經時，竟然卡住了！才赫然發現，其實絡脈連結相表裡經脈是有跡可循的，可不是一筆劃過去。

相表裡的經脈通常位在四肢的相對位置，譬如，太陰經與陽明經分別位在陰面與陽面的前線，厥陰與少陽分別位在陰面與陽面的中線，少陰與太陽分別位在陰面與陽面的後線。我們再參考《內經》的說法，經脈多循行於人體深部，為縱行路線，絡脈多分布在人體較淺的部位，為橫向分布。

在卷一的〈經絡啟航〉介紹了經絡四大系統各自的特色，其中相表裡的經脈都在手足末梢交接。但是手足末梢活動多，容易損傷而禍及經脈，阻礙經脈內的氣血流動，進而影響體內的臟腑功能，茲事體大。聰明的人體就在手部的腕與肘關節之間（適用於手經），足部的踝與膝關節之間（適用於足經，但脾經除外），從經脈另外分出一條絡脈，走到相表裡的經脈與其連接，做為表裡經脈連結系統的備用道路。萬一手足

末梢部位損傷時，還有絡脈可與相表裡的經脈相聯繫。

四肢的主要肌肉都是縱向分布的，這些肌肉活動非常頻繁，常常在收縮與舒張。經脈就順著肌肉走向，形成縱向路線，不會被舒縮的肌肉所夾傷，這也是最安全的路線。而橫行的絡脈既然做為備用道路，也要學習經脈選擇一條安全的路線，才能發揮良能。

假設四肢是一座山，陰陽經脈就位在山的兩側，兩者間要交通聯繫，可以選擇打通隧道直接穿越，或是繞道而行。

依據前面的說法，如果直接穿越四肢肌肉群到對側，很容易被肌肉夾傷，就像穿越山洞容易遇到坍方一樣，看起來不是最安全的選擇。

另一個方法就是繞道而行了。

絡脈從絡穴出發去連接對面的表裡經，依據絡脈多分布在較淺部位的規律，不太可能直接穿過肌肉層到對面，反而比較可能通過表面的肌群到對側，這樣既符合絡脈的循行特性，又顧及絡脈高度安全的需求。

絡脈這條繞行的路線，看似比直接穿越到對面遠了一些，有點不符經濟效益。其實不然！「凡走過必留下痕跡」，絡脈這些橫向而淺層的道路，經過的範圍更廣、連結更多的經脈與部位，反而凝聚更大的效力！

以上說明我的觀察與推敲之後，讓我們回到胃經絡脈吧！

一手掌握所有足經的豐隆穴

依據絡脈橫向且淺層的分布特性，豐隆穴有兩個選擇：一是向前橫越脛骨，直接連結脾經，這就是「走前門」，二是向後經過小腿肌群，再連結脾經，這就是「走後門」。

聰明的讀者，覺得豐隆穴會選擇哪一條路線呢？

個人淺見，第二條路雀屏中選的機率比較高。為什麼呢？理由有三：

首先，第一條「走前門」路線直接橫越脛骨到小腿內側的脾經，其實小腿正面也是活動頻繁的區域，而且骨多肉少，絡脈只能分布在非常淺層的位置，損傷機率比較高。

第二，胃經在小腿部位的穴位，只有豐隆穴的位置偏向外側，與膽經接近。胃經既然選擇豐隆穴為絡穴，基本上就比較傾向於「走後門」，從小腿的「外側─後側─內側」這條路線。

第三，各位不要忘了，胃經是條充滿慾望、掌控性高的經絡，如果讓它有機會掌握更多資源的時候，它是絕對不會放棄的。從小腿外側─後側─內側這條路線涵蓋了足部五條經脈，也就是說，胃經可以藉由豐隆穴「走後門」掌控所有的足經，何樂而不為呢？從另一個角度來說，陽明經多氣多血，其他經脈也想多巴結它，以期獲得更多營養。大家就各取所需囉！

從這個角度來看，「豐隆」穴這個名字含義可深了。臨床上使用豐

隆穴也確實可以治療多種疾病，顯示豐隆穴確實有不凡的潛在能力。

豐隆穴的特色

「豐隆穴」顧名思義，就跟豐厚隆起的型態有關。

中醫的穴位命名都有很深的意涵，歷代醫家也常用穴名來取穴治病。周左宇老師傳承自楊天霖老師「內外山陵、丘海池渠、溝谿泉井、手足治療原則」，即是應用穴名來治病的法則，而且還將一些比較特別的穴名列出，提醒我們這些後學者可以善加利用，有興趣的讀者可參閱《醫道精要》一書。

足陽明胃經是一條會讓人體格強壯的經絡，也循行在人體肌肉豐厚的部位。小腿陽面肌肉最豐厚的位置就是「豐隆穴」所在處！

在胃經經脈篇介紹下肢部從膝下三寸分出一條「小腿外線」，它的小腿路線與膽經非常接近，而豐隆穴就在這條路線上。

總結前述內容，得天獨厚的豐隆穴具有四種治療功能：

以穴名來看：

適用於我在門診中常說的「該豐隆而不豐隆，不該豐隆而豐隆」症狀。豐隆穴是胃經的絡穴，負責聯絡脾經，兼具調節脾胃的功能。脾胃主四肢肌肉，所以與四肢的肌肉特別相關。

「該豐隆而不豐隆」主要指身形過度瘦削，如病候中的脛枯，意思是小腿肌肉過度枯瘦甚至腳軟無力。

「不該豐隆而豐隆」主要指身形過度豐腴甚至腫脹，如月亮臉、啤酒肚等。由於胃經通過乳房，有些過度臃腫的胸部，會在真正的乳房上面出現柔軟腫塊，我戲稱之為「假奶」。這不是豐乳的後遺症，而是氣腫引起的，可加上善於行氣消腫的三焦經穴位，如外關穴。

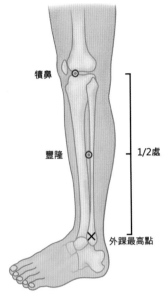

犢鼻

豐隆

1/2處

外踝最高點

豐隆穴位置圖

也許讀者會想偷偷問，豐隆穴既然那麼「豐隆」，那豐胸有效嗎？

請注意，豐隆穴只針對「該豐隆而不豐隆」的情況，如果「本錢」不夠，豐隆穴也是莫法度！

至於什麼是「本錢」？當然就是氣血啊！均衡的飲食加上良好的脾胃功能，才能製造出乳房發育所需的氣血。所以要豐胸，請先從飲食開始！等累積的「本錢」越來越雄厚，卻還缺臨門一腳時，豐隆穴就能派上用場囉！

從位置來看：

適合胃經與膽經合病，包括經脈篇介紹的第 3-4 趾趾縫的適應症。

絡脈循行：

可以治療循行所過部位：脛骨、頭項及咽喉疾病。

脛骨病症前面已經介紹過。喉嚨部位跟胃經經脈循行一致，經脈氣逆亂而出現嚴重的喉嚨痛到難以吞嚥，突然失聲，臨床上也常用本穴加上大腸經的曲池穴和肺經的魚際穴，或在少商穴點刺放血治療。

比較特別的是到頭項部，還合諸經之氣。

經脈篇中介紹過頭面部的腮幫 U 形線交會督脈的大椎穴。大椎穴很重要，再強調一次它的重要性。大椎穴位在項背正中線，第七頸椎棘突與第一胸椎棘突之間，即頸椎與胸椎的交會區，大椎穴就位在項背交接處，為頸肩背活動的關鍵點，是人體非常重要的穴位。「大椎」意思是最大的脊椎骨，低頭時，脖子接近背部的位置會出現一個圓形隆起，這是第七頸椎，大椎穴就在它的棘突下凹陷處。

督脈為陽脈之海，人體手足六陽經與督脈都會於大椎穴，所以又稱為「諸陽之會」。胃經經脈與督脈會於大椎穴，絡脈再度上絡頭項，再度交會於大椎穴，並與諸陽經之氣相合，這都符合陽明胃經多氣多血，且多慾望、多掌控的特質。這也跟我們推想豐隆穴會選擇第二條「走後門」路線的概念相通。

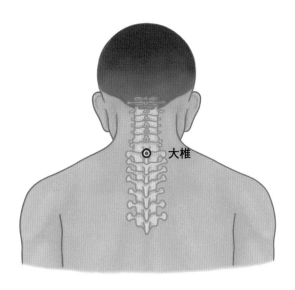

大椎穴位置圖

　　胃經經脈至額顱為主，絡脈特別絡於頭項，兩者將前頭與後頭串連起來。這項串連關係，說明了胃經經脈與絡脈都會出現精神異常狂癲症的經絡基礎。

聯絡脾經：

　　豐隆穴是胃經的絡穴，負責絡脾經，除了可以連起脾胃後天之本，加強水穀精微吸收之外，也兼具有脾主濕化痰飲的功能。所以歷代以來，豐隆穴都是中醫治痰的要穴。

豐隆穴真是多功能的好穴，從這個角度來看，在胃經 45 穴之中，豐隆穴的關係最豐富、效用最寬廣，「豐隆」果然名不虛傳。

🔑 解密：為什麼喉嚨總是有點痰，卡卡的，吞也吞不下，吐也吐不出來呢？

針對這種情況，中醫有一個專有名詞：「梅核氣」，因為喉嚨常常有一種特殊的異物感，宛如一顆梅核塞在咽喉，有痰又似無痰，咯不出來也吞不下去，所以才有這個名稱。

會有梅核氣的人，個性比較敏感、神經質，非常在乎別人對自己的看法，有追求完美的傾向；因為容易緊張，所以吃飯常常無法細嚼慢嚥，難以平心靜氣，導致腸胃功能不佳，消化不良；眼神時而飄忽不定，肩頸緊繃，胸口有壓迫感，常須用力吸氣，或用手去撫胸順氣，走路很急，常覺得腳痠，多見於女性。這類病人常會被現代醫學診斷為「精神官能症」或「癔病」。

只要壓力一來，她們就會驚慌失措，情緒低落，茶不思飯不想，吃了也不消化；晚上睡不著，心情糾結打不開，久而久之，喉嚨開始卡痰。老是在清喉嚨，卻也清不出東西來，喉嚨通常沒有明顯的發炎現象。這些症狀類似現代的「咽部神經官能症」及「恐慌症」。

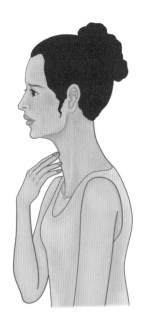

「梅核氣」示意圖

大家可能會很驚訝，個性緊張跟喉嚨卡痰竟然有關係！這就是身體與心理之間相互影響所致，透過「豐隆喉頭線」連結。

中醫所說的痰，主要是脾胃無法將食物中的水分正常代謝，停留在體內而形成的，細節會在後面詳述。這些停留在胃經的痰，順著絡脈「豐隆喉頭線」流到頭部跟喉嚨，造成情緒失調跟喉嚨的異物感。

有梅核氣的人通常具備兩種條件：一是個性容易緊張，一是腸胃功能不佳，隨著情緒壓力的增加，腸胃功能越來越差，痰積越多，喉嚨就越來越卡。

大家可以猜猜看，有梅核氣的人，小腿是胖胖的情況居多呢？或是瘦瘦的情況居多呢？

根據臨床經驗，如果從年輕時候就容易緊張的人，小腿瘦瘦的情況比較多，就是病候中「虛則足不收，脛枯」的情況，而且身材也偏瘦。為什麼呢？

前面提到過，有梅核氣的人多數是緊張大師，腸胃功能怎麼會好？食慾差，再加上睡不好，怎麼胖得起來？

中醫有專門治療梅核氣的藥方叫做「半夏厚朴湯」，它的症狀及組方原理都跟「豐隆喉頭線」吻合。

🔑 解密：生活中或電視電影中，常聽到「我就是嚥不下這口氣！」到底是哪一口氣嚥不下呢？

門診中，一位中年婦人因為長期失眠來就醫。她是典型的中年發福身形，圓圓胖胖的，臉色灰暗無光彩，聲音有點沙啞。病人感覺身體很沉重，全身都在痠痛，喉嚨老是有一口痰卡著下不去，情緒有時煩躁易怒，有時憂鬱不想說話。

經暸解，失眠是從被自家親友倒會之後才開始的，至今十幾年了。被倒金額幾十萬，但病人家中經濟小康，這筆損失並沒有造成生活的壓力。

我問她：「既然被倒的會款不會影響生活，為什麼還會失眠呢？」

病人忿忿不平地說：「我就是嚥不下這口氣！他們怎麼可以這樣騙我？越想越氣，就睡不著了！」

嚥不下的這口氣，讓她深陷在被欺騙的負面情緒中，難以平復，而徹夜難眠。長時間的失眠，情緒常擺盪在「崩潰」的邊緣，有時非常高昂，有時又非常低落。這位病人有「梅核氣」的情況，所以聲音沙啞，再嚴重一點，就會像病候中的「氣逆則喉痹瘁瘖」。除此之外，病人還兼有明顯的情緒障礙，也與絡脈病候中「實則狂癲」類似。

所以嚥不下的那一口氣，其實就是放不下的情緒。負面的情緒，從心理影響身體，導致喉嚨有異物感，這些症狀的發展都符合「豐隆喉頭線」的循行路線與病候表現，而且與體內的痰有密切關係。

中醫師不傳之祕：百病皆由痰作祟

中醫講的「痰」，主要來自於飲食失調，脾胃功能差，無法消化及代謝飲食中的水濕，停留在體內而形成。這些痰會在身體的內外部位四處流動及停滯，主要分為有形及無形兩種。有形的痰像是可咳吐出來的痰，或是可觸摸到軟塊，如四肢皮膚下面的脂肪瘤，都屬於有形的痰。無形的痰是停留在身體內部臟腑、經絡等處，無法看到及觸摸，屬於無形的痰。

痰一旦停留下來就會「擋路」，影響氣血的運行。痰停留在身體表面容易形成腫塊；痰停留在身體裡面，會嚴重妨礙內臟及經絡的氣血循環，造成許多難治的疾病，所以中醫有句名言：「百病皆由痰作祟」，一些複雜怪異棘手的疾病，甚至精神疾病，如本篇病候中的狂癲等，還有屬於「痰迷心竅」者，都可以從化痰的角度來治療。

中醫師不傳之祕：豐隆穴是中醫的化痰要穴

豐隆穴顧名思義是該「豐富，隆起」、「腫腫胖胖」的樣子，沒錯！

胃經經過小腿前面的肌肉群，由於「脾胃主四肢」及「脾胃主肌肉」，就與四肢肌肉的豐厚程度有關係。

當胃的消化功能正常，營養夠，小腿就會有健康隆起的肌肉，而豐隆穴就正位於小腿前面外側的中央，也就是健康的小腿肌肉比較豐厚的位置。

如果胃的消化功能失常，無法吸收代謝食物中的水濕，停留在體內久了，就會變成前面所說的「痰」。痰是走到哪兒就塞到哪兒，累積量多了，就會形成腫脹的狀態，這種情況也會反映在豐隆穴上，而讓豐隆穴附近的肌肉也跟著腫起來。所以，臨床上，豐隆穴是中醫師診斷及治療痰病的重要穴位。

許多喜歡吃油膩油炸食物或是暴飲暴食的人，當脂肪代謝障礙時，

會在四肢、腹部淺層還有軀幹的皮下出現扁圓形的脂肪瘤，類似中醫的痰核概念。身體累積許多痰無法排出時，豐隆穴都特別腫硬，病人常自我感覺良好的說：「喔！我以為我的小腿這樣腫腫的，表示腳很結實強壯咧！」要小心！這可都是三高（高血壓、高血糖、高血脂）的候選人！

四、足陽明之筋（經筋）

胃經經筋──循行特色

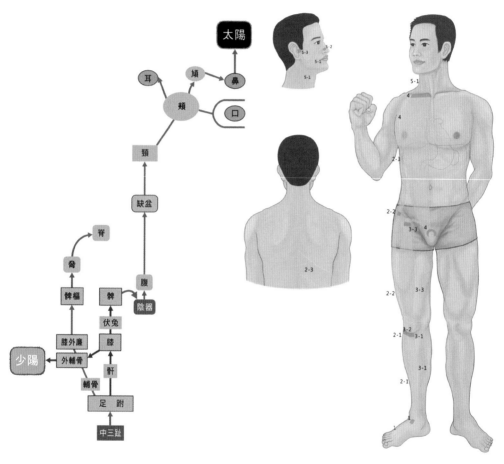

胃經經筋捷運圖　　　　　　　　胃經經筋循行圖

胃經經筋 《內經》原文	說明
5-3. 其支者，從頰結於耳前	從面頰分出支脈，上行結聚於耳前
5-2. 下結於鼻，上合於太陽 太陽為目上綱，陽明為目下綱	從顴骨向下結於鼻部，再從鼻旁上行與足太陽經筋相合 足太陽經筋為眼睛上方的主要經筋 足陽明經筋為眼睛下方主要的經筋
5-1. 上頸，上挾口，合於頄	上行頸部，經過面頰，環繞唇口，再合於鼻旁顴骨處
4. 聚於陰器，上腹而布，至缺盆而結	聚於陰器，上行遍布腹部，再結聚於缺盆
3-3. 其直者，上循伏兔，上結於髀	直行的筋脈，從膝部沿著伏兔（股四頭肌隆起處），向上結於大腿根部
3-2. 其支者，結於外輔骨，合少陽	由膝部分出支脈，走向外側，結於腓骨，與足少陽經筋相合
3-1. 其直者，上循骬，結於膝	直行的筋脈從足背向上沿脛骨，結聚於膝部
2-3. 上循脅，屬脊	向上沿著脅部，向後連屬於脊柱
2-2. 直上結於髀樞	直行向上結聚於髀樞（髖關節）
2-1. 邪外加於輔骨，上結於膝外廉	斜行的支脈沿著腓骨上行，結聚於膝外側
1. 起於中三指，結於跗上	足陽明經筋，起於足部中間的三趾（第2至第4趾），然後結聚在足背上

編號說明：

由於胃經經筋循行路線分支很多，因此同一條經筋採用同一個號碼，分支再加上分號，以利閱讀。

足三陽經筋系統是人體最強大也是最主要的經筋系統，包括分布在正面的足陽明胃經經筋、側面的足少陽膽經經筋及後面的足太陽膀胱經經筋，共同肩負保護人體體表的重責大任，一如經脈系統，它們的循行路線也是從頭到腳，而且為了確保足夠的涵蓋面，分支也很多，有時甚至比經脈還多，越重要的部位例如頭面部，分支就越多。

足陽明胃經經筋主要走在身體的正面，從頭分布到腳。循行路線可分為路線 1-3 的下肢部，路線 4 的胸腹部，路線 5 的頭面部三部分。

大家看到這裡會不會想，胃經經筋聽說很厲害，怎麼路線這麼少？

其實下肢部與頭面部的路線包含許多細分支，為了讓讀者便於閱讀，掌握分支所屬的主線，才將路線濃縮成五條主線，並非只有五條而已。

人體正面最強大的經筋系統

前面說過，足三陽經經筋是人體最強大的經筋系統，負責保護人體的正面、側面及後面。胃經經筋專責保護人體的正面，它以大面積、多分支的方式來涵蓋人體下肢、胸腹部和頭面部的正面。簡單的說，當我們面對一個人，一眼望過去，所看到的人體正面幾乎全部在胃經經筋的包覆範圍。

依據經絡理論，經筋系統應該去保護自己經脈以及臟腑所在部位。

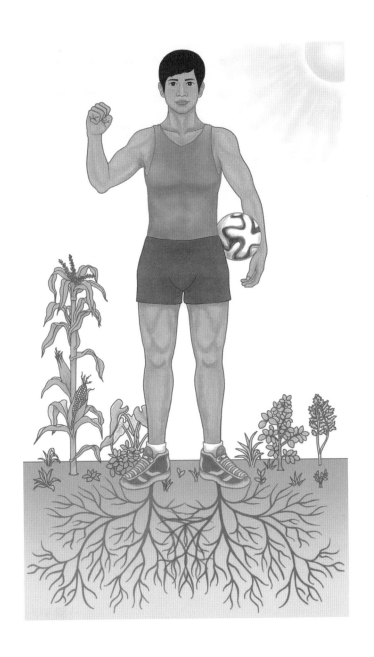

但是有責任感、能力又強的胃經大哥一手包辦了胸腹部的保護重責。

如此一來，一些位在腹腔的臟器，如大小腸等所屬的經筋系統就無需保護腹部，轉而去包覆頭面部；位於胸部的心肺，因為攸關生存問題，心肺的經筋系統堅持要親手貼身護衛心肺兩臟，胃經經筋愛屋及烏，也就從腹部一路向上到胸部，覆蓋在心肺的經筋外層，以雙層經筋模式來加強護衛重要的心肺。

能力強大的胃經經筋系統在公領域與私領域之間，取得非常好的平衡，除了大公無私的保護人體正面之外，私領域方面也認真照顧自家人，特地從側面及後面延伸出經筋來加強保護胃與脾。

胃經經筋系統循行大致上與經脈相合，因此也跟經脈系統一樣分為三部。

1. 下肢部的「正面 2-4 趾」

本經筋涵蓋範圍與經脈大致相同，另外還增加一條隱形小路線。

足趾及足背：1 條經筋，起於第 2-4 趾，結於足背上。 （路線 1）

中三指代表第 2-4 趾，與經脈篇相合，表示胃經已經名正言順的將第 3 趾（即中趾）列管。

胃經經脈走到大趾是為了和脾經交接，經筋系統則是獨立系統，沒有必要與脾經交接，所以只涵蓋中間三個趾頭。

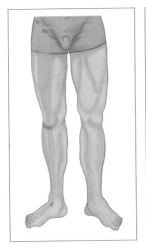

胃經經筋循行圖—下肢部

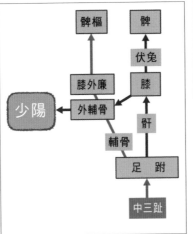

胃經經筋捷運圖—下肢部

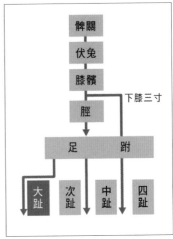

胃經經脈捷運圖—下肢部

腿部：2 條經筋，分為主幹線和小腿外線。

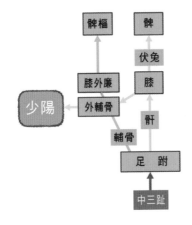

說明：
黃色路線為主幹線
綠色路線為小腿外線

主幹線：

從足背、小腿脛骨，結於膝關節，再向上經過大腿正面抵達大腿根部（髀），這段路線跟經脈循行一致。（路線 3-1 ～ 3-3）

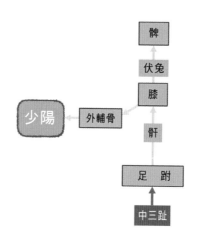

另外還增加一條由膝關節發出的支脈，向外連結腓骨（外輔骨）。

主幹線這條斜向連結線很短，常被忽略了。依據我們臨床的觀察，這裡很容易出現筋結，而影響膝蓋的活動。

這條斜向短線有兩端，個人推測胃經端應該是足三里穴，膽經端是陽陵泉穴，兩穴都很巨大也很重要，都有強化膝關節活動的功能，所以才特別以最精簡路線來連結。

小腿外線：

也跟經脈一樣，走在主幹線的外側，結據在膝關節外側，然後直行向上行，結於髖關節（髀樞），在此與足少陽膽經經筋相合，再一次加強胃經與膽經的關係。（路線 2-1）

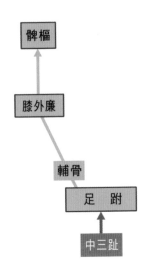

胃經經筋在下肢部兩度與膽經相連結，都是為了強化人體正面和側面的防護。

2. 胸腹部的「前腹後脊線」

　　胃經經筋在胸腹部的循行文字敘述很簡單，但實質涵蓋面積非常廣大。

　　銜接自下肢的主幹線，走在人體正面的稱為「前線」，以涵蓋腹部為主；銜接自下肢的小腿外線，走在人體背面的稱為「後線」，以連結脊柱為主。所以本部位的經筋就統稱為「前腹後脊線」。

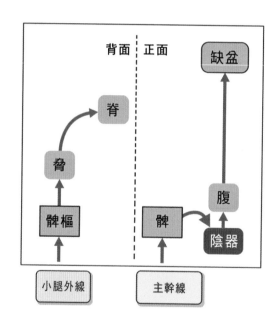

胃經經筋捷運圖──胸腹部

前線：陰器─腹部─缺盆。（路線4）

讀古文有時需要一些想像力，尤其《內經》許多內容都很簡要，常忍不住想跟《內經》時代的老醫家說：「您也太省筆墨了吧！」這讓後世的我們不得不逐字推敲，還要自己連連看！

例如在經脈篇中提到，胃經經脈的內線和外線最後都匯集在氣街，我們推論應該非常接近陰器，加上胃經經筋「聚於陰器」，可想而知，胃經系統對於生殖器官的熱切關愛應該與「食色性也」脫不了關係。

另外，這條經筋路線依照《內經》的說法「聚於陰器，上腹而布，至缺盆而結」，只標出三個部位：陰器、腹部及缺盆，然後就上行到頭面部。

就這樣？是啊！讓我們一起來發揮想像力吧！

首先，「陰器─腹部─缺盆」這段路線並沒有標出胸部，由於經筋是連續分布，因此從腹部到缺盆一定會經過胸部，加入這個縱向連結就會變成「陰器─腹部─胸部─缺盆」。

其次，依據《內經》內容畫的捷運圖，是一條細細長長的路線，感覺很單薄，完全沒有多氣多血的胃經老大哥應有的雄壯氣勢。

我們來比照經脈捷運圖吧！「上腹而布」其實涵蓋了經脈循行中，從氣街到缺盆之間，人體腹部與胸部的正面區域，「胃乳臍線」當然也

在其中，如下方的右圖。只要加上胸腹部的橫向連結，本經筋原來的線條就會擴充為平面分布。

我們再把腹部經筋捷運圖加上藍色色塊為底，以立體結構呈現，如中間圖，就能看出，這條經筋是以大面積的涵蓋方式，絕對不是一條線而已。

這條路線埋了這麼多「寶藏」，過去我也曾一眼看過，當作一條線，並沒多加思考，入寶山竟然空手歸，真糟糕。幸好這次有讀者們跟我一起挖寶、一起揭密，真好！

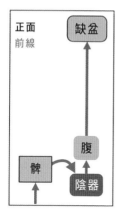

胃經經筋捷運圖
—胸腹部（前線）

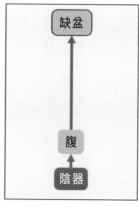

胃經經筋捷運圖
—胸腹部（前線）

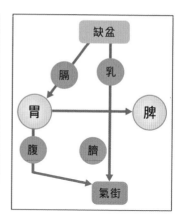

胃經經脈捷運圖
—胸腹部

後線：髀樞─脅─脊線。（路線 2-2 ～ 2-3）

本條路線銜接自小腿外線，然後從人體的側面轉到背面，所以稱為「後線」。

胃經經筋從髖關節向上循著脅肋，這條走在人體側面的路線再度與膽經重疊。胃經經筋三度加強與膽經的聯繫！

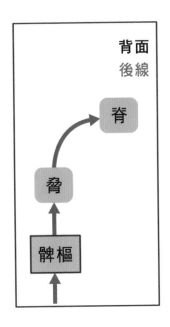

胃經經筋捷運圖─胸腹部

為什麼強壯的胃經要這麼努力跟膽經連結？難道是因為胃經的朋友圈太小，只能巴著膽經不放？

當然不是！這個問題細節留待膽經再跟大家解釋。

在此，先舉一個簡單的例子來說明。每個人都有穿衣服的經驗吧！以上衣為例，多數都有前後兩塊布料，在側面把它們車縫在一起，就可以穿上身了。

同理，人體體表可以分為正面、側面及背面，跟衣服的布料概念一樣，陽明類似前面的布料，太陽類似後面的布料，少陽就類似銜接前後兩塊布的車縫線，有時我會把它比擬為拉鍊，但意思都一樣，少陽就是連結人體前面與後面的重要結構，越牢固越能保護身體。所以陽明與太陽都以少陽為中心，拚命地與少陽連結，少陽也不落人後，前連陽明，後接太陽，形成一個密不透風的護身結構。所以，不僅胃經去連結膽經，它們彼此還有更多聯繫呢！

它從脅肋轉向身體後側，連屬於脊柱。這條從脅肋到脊椎走在人體背部的斜行路線，有三個作用：

● 從人體側面與後面保護脾與胃

脾胃是後天之本，攸關生活與生命，脾臟所在的位置偏向脅肋，多氣多血的足陽明經筋，思慮也挺周密，當然要從側面及後面給予自己和愛人脾最全面的保護。

● 連結膀胱經的背俞穴

足太陽膀胱經主要循行在人體後面，五臟六腑紛紛將自己的臟腑之氣轉輸到膀胱經背部的循行路線上，這些穴位就稱為「背俞穴」，可以用來診治疾病和自我保健，中醫在夏天和冬天會以三伏貼來調整體質，主要就是作用在這些背俞穴上，透過它們來調節五臟六腑的機能。

脾的背俞穴在胸椎第十一椎下，胃的背俞穴在第十二椎下，個人推想，脾俞與胃俞，正是本條經筋所過之處。

● 提高經筋本身結構的穩定度

在卷一的〈經絡啟航〉介紹過，經筋系統還有一個特別的功能，就是「固定」。因為經筋包覆在體表的筋肉關節處，這些部位活動量大，如果結構不夠穩定堅固，就很容易鬆脫，不僅會造成關節鬆弛，易於損傷，更不能保護經脈與臟腑。所以，許多經筋包覆的範圍不僅會超過經

脈循行範圍，而且還會特別結聚在某些堅固的結構上，胃經經筋正是如此！

下圖是合併胃經經筋在人體胸腹及背部兩側的分布區塊，剛好形成一個環狀結構，就像束腰一樣圍繞身體。

聰明的胃經經筋，在人體正面以縱向連結上下部位，在人體背面以環狀圍繞左右部位，這很像在打包物品時，常使用膠帶來固定上下左右的方式。以此可以明顯看出，胃經經筋所涵蓋部位，追求的高安全性，以及所建構的強大防護網。

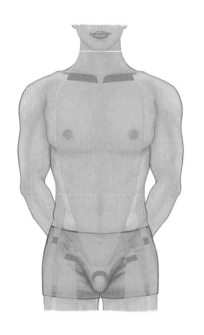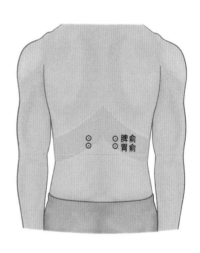

胃經經筋在人體建構了強大防護網

🔑 解密：為什麼特別強調胃經經筋形成強大防護網？

前面說過，經筋系統負有保護臟腑所在部位和經脈循行部位的重責大任。

實際上，如果每條經筋都要顧全與自己有關的所有部位，一方面會出現多條經筋重疊的現象，人體的資源有限，重疊就是浪費資源。另一方面經筋分布在體表，結聚在關節處，與人體活動有關，所以結聚的關節越多，越容易損傷。就像派兵打仗一樣，強兵鎮守重要關口，老弱殘兵只要照顧軍營內的事就好。人體也一樣，各個臟腑的能力有強有弱，經絡循行部位也有長短寬窄不同，讓能者多勞，可減少資源浪費。

以陰陽來說，陽主外，陰主內。十二經絡系統中，陽經分布較陰經廣，適合承擔保護性的任務。足經又比手經長，因此足三陽經承擔了人體主要保衛工作。

足陽明經筋負責人體正面的防護，陽明經的多氣多血特質能承擔更多責任，所以，胃經經筋就以鋪天蓋地的氣勢，全面涵蓋人體腹胸的正面部位，並延伸至背面，成為強大的防護網。

大家了解胃經系統的重要性了吧！

有健康的胃經系統才有強健的體魄，而且這種強壯還會展現於體格上，讓人為之品頭論足，讚賞不已，深獲信賴。再度提醒大家，照顧好

胃腸，才有好的未來！

　　對於醫師來說，胃經是用來調整胸腹部肌肉的好經絡，例如腹部肌肉過度腫硬的啤酒肚，或是軟陷無力等，胃經都是首選的優質經絡。

3.頭面五官部的「手掌抓握區」

　　依據經筋的保護原則，胃經經筋應該包覆經脈在頭面部所形成的腮幫 U 形線。可是對照經脈的捷運圖來看，會發現兩者長得不太一樣。

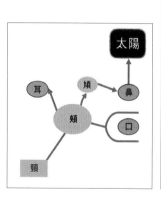

胃經經筋捷運圖─頭面部

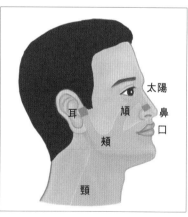

胃經經筋循行圖─頭面部

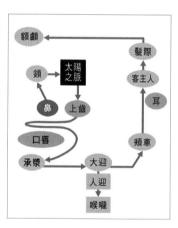

胃經經脈捷運圖─頭面部

這是因為有多條經筋分別從上下左右來包覆面部，為了避免資源浪費，胃經改用類似以「手掌抓握」的方式，以面頰作為定點，伸展出三條經筋，牢牢握住面部重要結構，形成獨具特色的「手掌抓握區」。

乍看之下，似乎沒有完全配合經脈的腮幫U形線，其實聰明的經筋早已滲透進入U形線而納入管理。耳朵以上的部位，包括髮際到額顱，已有其他經筋包覆。

本條經筋從頸部上行到面頰，以面頰做為基地，分出三條路線聯絡口、鼻、眼和耳等五官。（路線 5-1 ～ 5-3）

唇口線：同經脈中央區循行。環繞唇口上下方，之後合於鼻旁顴骨。

鼻眼線：同經脈中央區循行。從顴骨向下結於鼻部，再從鼻旁向上到眼內皆合太陽經筋。再走到眼睛下方，成為主管眼睛下方的「目下綱」。還順便介紹「目上綱」是足太陽膀胱經。

耳前線：同經脈外圍區循行。直接從面頰向上結在耳前。

經過分析後，本段經筋其實跟經脈循行類似，只是方向不一樣：經脈由上而下分布，經筋由下而上分布，所以看起來有點落差。

胃經經脈在面部是以下巴的大迎穴做為轉輸點，向後循行至頰車，胃經經筋的面頰部位早就包含大迎穴到頰車這些部位了。

再仔細看看面部經筋，像不像用手遮住臉部的形狀？這正是本經筋的保護區。胃經經筋如此用心保護頭面五官，再度驗證了充足的營養才

能讓人耳聰目明。這也是中醫師臨床在治療面部五官科疾病時，特別強調脾胃功能的立論基礎。

解密：胃經多經筋保護機制，讓你成為人生勝利組！

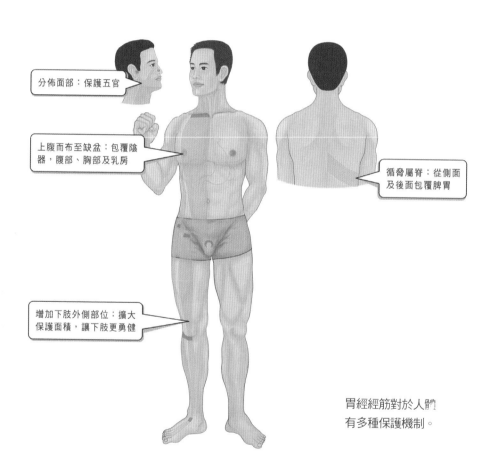

分佈面部：保護五官

上腹而布至缺盆：包覆陰器，腹部、胸部及乳房

循脊屬脊：從側面及後面包覆脾胃

增加下肢外側部位：擴大保護面積，讓下肢更勇健

胃經經筋對於人體有多種保護機制。

胃經經筋以多條分支來保護人體正面，如在下肢的關節處都有強大的經筋保護，足背有來自腳趾的三條經筋會合，膝關節有兩條經筋，再加上一條短的連接帶，大腿也有兩條經筋。胸腹部也有兩條經筋，面部三條經筋。

　　胃經經筋涵蓋區正是一個人的「門面」。胃經系統健康，經筋就會強壯，讓一個人的頭面長得體面開朗，容光煥發，胸腹肌肉有力則身材挺拔，胸部豐滿，腰身窈窕，下肢勻稱，行走端正有力。這樣的身形會透露出一股力量，展現出自信與魅力，讓人樂於親近，老闆願意任用，同事敢於信賴，家人和樂相處……，難怪會成為人生勝利組，掌握權力，展現自我！

　　其實，足三陽經筋都具有以多條經筋保護人體重要部位的特質，感謝它們的努力，透過這些嚴密的保護機制，我們才能高枕無憂的生活與實現理想。

☞─○ 解密：胃經經筋與現代流行運動有著特別關係喔！

棒球運動

　　棒球運動是台灣人最喜愛的運動之一，大家對於棒球裝備應該不陌生吧。還記得七○年代，一家人徹夜守候電視機前觀看球賽的熱情與激動吧！

看球賽時，通常都專注於投手的帥氣英姿，打擊者的勇猛機靈，卻常忽略了蹲在打擊者後方勞苦功高的捕手。捕手既要穩穩接住投手投過來的球，避免漏接給予對方可乘之機，還要綜觀全局，隨時牽制在投手背後，站在壘包上想要盜壘的對手，所以捕手的重要性乍看之下次於投手，卻又比投手多了綜觀的視野。捕手如此重要的角色，加上被球砸到的高風險，當然要給予最周全的防衛，那就是「捕手裝」囉！

有趣的是，胃經經筋系統所包覆的範圍與捕手裝幾乎完全相合，兩者就像俗語說的「撞衫」。接下來我們就來看看它們如何的「撞衫」吧！

捕手裝分為三個部分：頭盔、護胸及護膝。

頭盔：

捕手裝的頭盔包覆面部的正面及耳朵。

胃經經筋包覆頸、口、目到耳前。

胃經經筋除了額部及頭頂之外，與捕手裝完全相合。

護胸：

捕手裝的護胸包覆胸部及腹部的正面，包括下腹部的生殖器（這個保護超重要）、臀部外側，及胸部的缺盆，後面還有固定環扣。

胃經經筋從生殖器向上通過腹部、臀部外側的髖關節部位、胸部到缺盆，體貼的身體還從胸部延伸出一條路線到背部（上循脅，屬脊），藉此將經筋固定。

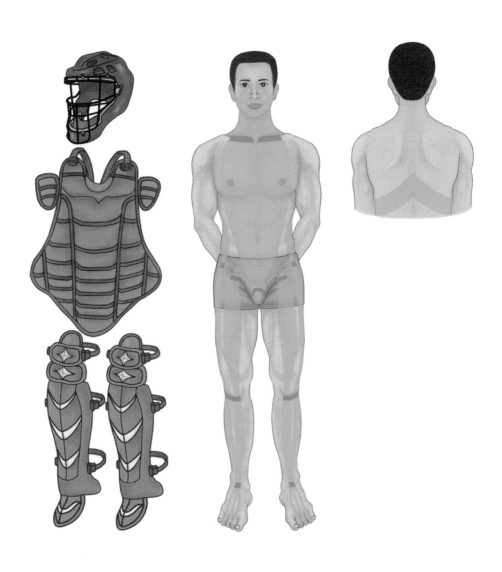

棒球捕手裝與胃經經筋對照圖

胃經經筋除了肩部之外，也與捕手裝完全相合。

護膝：

捕手裝的護膝包覆下肢的正面，兩側有固定的結構。

胃經經筋在下肢部位有兩條，一條包覆正面，與捕手裝的位置相合，另一條包覆側面，向上延伸至胸部與背部（上循脅，屬脊），可以視為固定胃經經筋的結構，這也跟捕手裝的固定結構類似，還從側面與後方保護了與胃相表裡的脾臟。

有趣吧！胃經經筋竟然與棒球的捕手裝雷同度如此之高！我們也可從捕手裝的防護概念來了解胃經經筋對於人體的防護作用。

胃經是多氣多血的經絡系統，脾胃是人體的後天之本，但胃有時比脾還重要，因為胃主導了飲食的消化與營養的吸收，大腸及小腸在消化方面的功能也都由胃來統領，所以，胃這個「總舖師」，也就責無旁貸的將保護人體正面部位的任務一肩挑起。

大家會不會好奇，其他經筋難道都沒有過來幫胃經一下嗎？

手三陰經經筋的肺經、心包經及心經都有包覆胸部，心經經筋還延伸至腹部；手三陽經經筋的大腸經、三焦經及小腸經都分布在上肢及頭面頸肩，卻完全沒有到胸腹部；足三陰經經筋的脾經轉到腹腔內，形成「簍子」，肝經只到生殖器，腎經走在背部；足三陽經經筋是最粗壯有力的經筋，所以，將人體的正面交由胃經負責，側面由膽經負責，後面

由膀胱經負責。因為這樣的分工，胃經經筋就肩負起人體正面的防護，正好跟捕手裝一樣！

足球運動

請問大家一個運動類的益智問題：世界上最重要也最流行的運動是什麼？答案是：足球！

當我們說：胃經經筋也與足球運動關係密切時，大家可能又要驚呼了。根據研究，足球的歷史可能起始於戰國時代的齊國，當時稱它為「蹴鞠」，是一種兼具軍事訓練和娛樂健身雙重功用的活動。

聰明的中國人應該早就知道，胃經經筋是條強壯無比的經筋，透過蹴鞠運動，可以強化這條重要的經筋。

現代足球運動規定，不可以用手，而是用頭部、軀幹及下肢，例如接球和控球，使用腳部、胸部、腹部、大腿及頭部；踢球用腳的內側、腳背正面、腳背內側與外側、腳尖、腳跟傳球。這些部位多數是人體的正面，剛好與胃經的經筋相合。所以我們也可稱胃經經筋為「足球寶典」啦！

從棒球的捕手裝到足球選手使用的身體部位，讓人一目了然，擁有健康的腸胃系統，才能保持健壯的體能。這也就是為什麼只要講到提升免疫力時，大家都會想到有加入黃耆的飲料或食物，因為黃耆能透過加強脾胃功能來補氣升陽，益衛固表，改善體質，減少感冒。

胃經經筋的各部特色

胃經經脈走在人體的正面，胃經經筋就將這些部位全部「打包」起來。

尤其在軀幹部位，胃經經筋「聚於陰器，上腹而布，至缺盆而結」，從下腹部開始向上包覆到缺盆，這些部位包括骨盆腔、腹部及胸部，形成人體正面最強壯的保護網。

我們若把兩側的經筋拼在一起來看（p.289 圖）：在面部很像戴個口罩，在軀幹很像穿背心，在下肢很像穿上廚房的圍裙。胃經經筋將人體的正面保護得非常周全。也因為有這樣強壯的防護系統，才能讓人類敢於正面迎向風雨的挑戰，無所畏懼。

但胃經經筋除了保護原本的經脈部位之外，還特別加強保護一些重要部位。

1. 加強腳力

包覆第 2 到第 4 足趾，向上沿著小腿及大腿的正面抵達大腿根部。小腿經筋的部位與脛骨前肌類似，與勾腳背的動作有密切關係，聽音樂時用腳打拍子就是用到了這條經筋。

除了正面經筋之外，還增加小腿與膝蓋外側部位，擴大分布面積，

讓小腿更穩固，提升小腿的力量。

2. 保護後天之本

　　為了要保護胃這個重要的「後天之本」，特別從大腿延伸至脅肋部位再向上斜出到背部，包覆在脾與胃的側面及後面，一方面避免來自這兩個方位的撞擊損傷到胃，另一方面它就像一條繩索，將胃經經筋牢牢繫在軀幹上。

　　由於經筋系統也具有「有諸內必形諸外」的功能，胃經經筋這個精心設計分布於胃部側面及後面的保護網，一旦胃功能出現問題時，相關部位也會有所變化，就是胸腹部「循脊屬脊」部位。許多吃飯狼吞虎嚥的病人，左後背這個區域會腫起來，輕者影響身體活動，甚者出現疼痛感。病人常常以為是左腰痛或脅肋痛來就醫，其實是吃太快引起的！只要改變飲食習慣，腫脹疼痛就可以改善。

　　臨床上，中醫師以此部位做為診斷胃功能的參考之一。一旦胃的功能改善，左後背的腫起現象也就跟著緩解了。

　　所以背痛的症狀不一定要治背，而是要從病因著手才能治本，這就是中醫的特色喔。

3. 聚在陰器，保護命根子，加強性能力

本條經筋從鼠蹊包覆至陰器。這裡的陰器是指外生殖器，是傳宗接代的利器，當然要加以保護，以免損傷，對於喜歡激烈運動的男性更為重要，參酌前面提到的捕手裝，對於此處的保護也是非常嚴密的。

更重要的是，這條經筋與陰莖勃起密切相關。《內經》說外生殖器是許多重要筋脈聚合的地方，它的營養源自於胃。胃吸收的營養充足，勃起就會有力；營養不良，就容易陽痿。

對於女性而言，本條經筋分布至下腹部下方，接近恥骨聯合前面稱為「陰阜」的部位，除了保護功能外，脾胃功能好，營養足，陰阜就會飽滿，可以增強性魅力。

古代有纏足的習俗，據說裹小腳之後，活動時的施力點，會落在腰臀部而讓陰道緊實。我們暫且撇開倫理道德觀，純就中醫的角度來看，纏足是將第 2 到第 5 趾向足底扭曲，導致足背正面也隨之翻轉向下，牽動的經筋主要是胃經，因為結構改變，施力異常，順著此條經筋向上而影響了陰器的結構。據此推想，這些纏足的婦女們腸胃功能應該也不佳。

4. 大面積的包覆胸腹部

前面說過，胃經經筋以「鋪天蓋地」之勢從下而上，遍佈腹部及胸部正面（當然也包括乳房），宛如盔甲背心般，提供人體正面最堅實的防護。

由於胃經經筋實在太強大了，能力無人可比擬，誠如前面所說的，一些位在骨盆腔及腹部的臟腑經絡，例如膀胱、大腸、小腸、脾、肝和膽等，它們的經筋系統都沒有包覆到自己器官所在的位置，而是全部委託給胃經經筋來照顧管理。它不僅照顧自己的器官，對於其他器官也是不餘遺力，胃經經筋的能力與重要性可見一斑。

　　胃經經筋通過乳房，只要有足夠的營養，乳房就能豐滿。而在為人母親的哺乳階段，營養的補充更為關鍵，因為中醫認為乳汁是由血液所轉化，這些血液都來自於多氣多血的胃經系統，所以哺乳期間，媽媽的飲食要均衡，脾胃功能也須健全，才能充分將營養轉化成乳汁。

　　一位三十多歲的新手媽媽，懷孕前就在中醫科調理體質，一路安胎到順利分娩，小男嬰頭好壯壯，胃口奇佳，而且偏好母乳。媽媽在親餵母乳半年後，開始出現頭暈、心悸胸悶、噁心、沒有胃口、疲倦嗜睡、手足冰冷、身體怕冷現象，月經期間及月經之後尤為嚴重。這些症狀中醫稱為「氣血兩虛」，因為胎兒吸吮乳汁過量，媽媽體內多數的血液都轉化成乳汁，胃來不及生產氣血供應，才出現了這些症狀。我們建議慢慢引導嬰兒多接觸副食品，有計畫的斷奶之後，媽媽的身體狀況才逐漸恢復。

5. 面罩形的包覆五官

胃經經筋從頸部向上到面頰，再包覆五官的口、鼻、眼及耳前部位，既像以手遮臉，也像口罩般保護著重要的五官，使其維持正常功能，避免損傷。

內經原文說「太陽為目上綱，陽明為目下綱」，意思是眼睛下方部位是由足陽明胃經經筋統理，例如下眼袋腫、下眼瞼疾病等，都與胃經有關，所以說「陽明為目下綱」。而眼睛上方部位是由足太陽膀胱經經筋統理，例如上眼瞼疾病等，都與膀胱經有關，所以說「太陽為目上綱」。

臨床上，這個理論是很棒的診斷治療指引。例如針眼，若長在下眼瞼，通常跟飲食過於辛辣有關，我們就會從胃來治療，若長在上眼瞼，可能與水喝太少、憋尿、小便不順暢有關，我們就會從膀胱來治療。

看到這裡各位應該會讚嘆：果然是多氣多血的胃經，竟然可以提供這麼周密的防護系統，是不是要跟勞苦功高的胃致敬一下！也提醒自己要善待自己的胃啊！

胃經經筋——病候

胃經經筋病候 《內經》原文	說 明
3. 卒口僻， 急者目不合， 熱則筋縱，目不開 頰筋有寒則急，引頰移口； 有熱則筋弛縱，緩不勝收，故僻	突然發生口角歪斜， 筋脈拘急的一側，眼睛無法閉合， 有熱則讓筋脈弛縱，眼睛無法睜開 面頰筋脈有寒會變得拘急，牽引面頰，導致口角移位而歪斜； 面頰筋脈有熱會變得弛緩無力，導致口角被牽引歪向另一側，出現口眼歪斜的情況
2. 瘄，疝，腹筋急引缺盆及頰	陰部疾病（瘄音頹。意：陰部病），心腹氣痛（疝的原意），腹部筋脈拘急向上牽引到缺盆及頰部
1. 足中指支，脛轉筋，腳跳堅，伏兔轉筋，髀前腫	足中趾（或中三趾）僵硬，小腿肌肉痙攣抽筋，腳部肌肉抽動僵硬，大腿伏兔附近肌肉痙攣抽筋，大腿根部前方腫

胃經經筋病候主要可分為二類：

1. 與循行所過部位有關

　　從腳趾中間三趾—小腿肌肉—腳部肌肉—大腿肌肉—大腿根部—腹部筋脈，向上牽引到缺盆及頰部肌肉的異常，如僵硬或是抽筋等。

　　我將「瘄疝」依據古文字學，拆成「瘄」與「疝」，分為表示陰部疾病與心腹氣痛。有些書籍則將兩字合用，註解為「疝氣」。從胃經經

筋通過大腿根部，聚於陰器及腹部的循行來看，也是可行的。

2. 與「陽明主面」有關

病候中的「口僻」類似現代的顏面神經麻痺，由於口歪是最明顯可見的症狀，中醫還稱為「口喎」或「口眼喎斜」，另外也稱為「面癱」，意思是有一側的面部肌肉癱瘓。

這個疾病通常都是突然發作，尤其一早睡起時，感覺面部肌肉怪怪的，喝水會從口中漏出來，照鏡子才赫然發現一邊的嘴角歪斜，笑的時候更歪，口水不自主地從歪斜的一側流出來；眼睛無法閉合，容易流淚，無法抬眉毛；無力將面頰鼓起來，一直漏風，所以無法吸吮食物及使用吸管；面部肌肉感覺遲鈍、味覺異常等等。

現代醫學認為，顏面神經麻痺多與病毒感染侵犯顏面神經有關，是一種急性神經發炎。

中醫的典籍《金匱要略》，對於此病有詳細敘述：

「寸口脈浮而緊，緊則為寒，浮則為虛。寒虛相搏，邪在皮膚，浮者血虛，絡脈空虛，賊邪不瀉，或左或右，邪氣反緩，正氣即急，正氣引邪，喎僻不遂。」

中醫認為本病發作原因，首先是身體內虛，例如壓力大、忙碌緊張，導致氣血不足而「絡脈空虛」，再加上外界的邪氣入侵，尤其是風寒濕

熱邪氣「賊邪不瀉」所致。被邪氣侵襲的「異常邊」肌肉向下癱瘓，正氣側的「正常邊」為了維持此側面肌的張力，會將嘴角拉向正常邊，使得面頰肌肉乍看之下似乎向上變緊。

下圖以右側面神經麻痺為例，說明中醫的病因、病理機轉及症狀。

胃經經筋病候以寒熱來說明症狀也是一樣的概念：

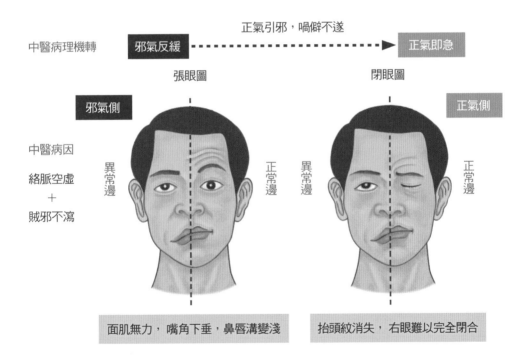

右側顏面神經麻痺示意圖

若面頰有熱，筋脈比較鬆弛，口角會被牽引歪向另一側，眼瞼無力下垂，導致眼睛無法張開。

若面頰有寒，筋脈比較緊繃，會牽引面頰將口角移位至同一側。

「口僻」是中醫臨床常見病症之一。一位中年女性病友，從年頭的開春之始，家裡遭逢變故不斷，病人雖然嘴裡說：「遇到了，就面對呀！」眼神卻是憂鬱的，且身形日漸消瘦。三週前，陪家人看病回家的路上，覺得左臉僵僵的、怪怪的。趕緊去看西醫，確診是「面神經麻痺」。隔日來到診間，病人的左面頰凹陷，肌肉下墜，沒有表情，無法鼓頷，一直漏風，難以閉眼，眼神張惶不安。她無奈地說：「原來以為一切都要變好了！哪知道還會得到這種病！」眼眸中深層的悲戚，訴說著善良的心又被生命的試煉給刺傷，彷彿看不到盡頭。

幸好，治療初期就找到一個屬於這位病友特有的反應區：左腳小腿外側胃經線上，有許多深深淺淺的血絡，下方的肌肉僵硬，與病人長期胃功能差，腹部腫硬，左側面頰緊硬、凹陷的情況類似，於是就以此為治療切入點。二週後病情顯著改善，病人的面頰變得有力，可以使用吸管，再度治療後，可以咀嚼吃飯。之後再來時左面頰已經恢復之前的表情，左眼可以輕鬆閉合，飲食正常，只有在漱口時會稍微滲漏一些水而已。五週後面部恢復正常。

這個案例，印證了前面提過「陽明主面」的說法。臨床上，中醫師常會選用胃經及大腸經來治療「口僻」之證。

再次提醒大家，口僻之症發生的前提是身體虛弱，加上沒有謹慎規避風寒等邪氣，例如盛夏時風扇或冷氣直接吹向臉部，或機車的安全帽只有半罩式，騎車時臉部直接吹到風，或者床在窗邊，睡覺時沒有關窗等，都讓邪氣有機可乘。所以請不要過勞，慎避風寒，「面癱」就不會找上您了。

小結

脾胃為後天之本，氣血生化之源，尤其胃從受納腐熟水穀中所吸收的營養，是維持生命的關鍵物質。足陽明胃經具有多氣多血、主肌肉、主四肢、陽明主面等特質，充分展現出「食色性也」的能力，胃經系統從而成為強壯與慾望的代表。

胃經系統環繞頭面五官，以鋪天蓋地之勢涵蓋胸腹部，還通過乳房與生殖器，加上肌肉豐厚的下肢，這些優勢都讓胃經成為人類演化過程中，得以延續個人生命和種族繁衍的關鍵要素之一。

胃經系統連結心臟，也建立了人類特有的交際生活史。而代表慾望的胃經要如何在現代頻繁的人際關係中，保持清醒冷靜，進退有據，努力但不貪求，在在考驗著胃經的智慧。

胃經的保健

胃為後天之本，氣血生化之源，負責受納腐熟水穀，統領大小腸一起消化吸收食物，獲取維持生命機能的營養。胃很像白手起家的人，服膺「愛拚就會贏」法則，責無旁貸，凡事都要靠自己的實力和努力，期望「我的未來不是夢」，所以需要特別照顧。一旦胃功能敗壞，就會出現嚴重的症狀，甚至死亡，因此中醫說「人秉胃氣而生，無胃氣則死」，可見照護好胃的重要性。

一、胃經的自我保健運動

配合胃經經脈篇三個分部，也可以發展出不同的自我保健運動：

美容瘦臉，提升五感功能

沿著頭面部的胃經腮幫 U 形線走向揉按，可以促進血液循環，還有三個功效：一可美容瘦臉，容光煥發；二可讓五官的視聽嗅聞功能敏銳；三可安神鎮靜，頭腦昏沉者，還能通竅醒神。

修飾身形，提升腸胃功能

平日多按摩胃經胸腹區的胃乳臍線，再加上經筋系統的「循脊屬脊」的後背線，能促進胸部發育，改善胸悶及脾胃腸道功能，還可修飾身形，

減少水桶腰與啤酒肚。

敲打胃經下肢部，促進氣血循環

　　過去坊間曾流行敲膽經保健，其實胃經的大腿部位也很容易出現筋結，適合敲打以疏散氣血。而且胃經的小腿部位會真實反映腸胃功能，無論小腿肌肉是腫脹或是軟陷，都可以配合腹部一起按揉。另外，做勾腳背的動作，也有助於增加胃經小腿及足背部位的氣血循環。

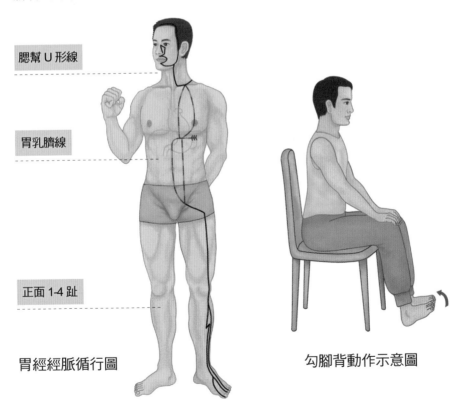

腮幫 U 形線

胃乳臍線

正面 1-4 趾

胃經經脈循行圖　　　　　　　　　勾腳背動作示意圖

胃經經穴圖

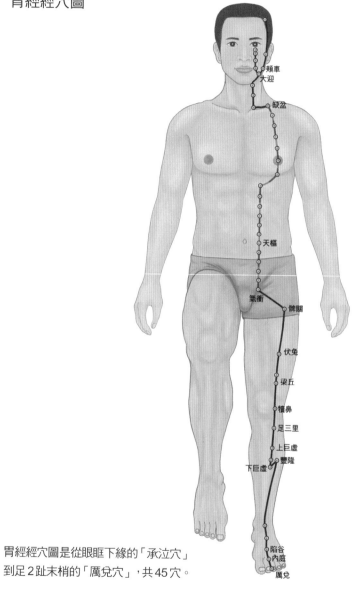

頰車
大迎
缺盆
天樞
氣衝
髀關
伏兔
梁丘
犢鼻
足三里
上巨虛
下巨虛
豐隆
陷谷
內庭
厲兌

胃經經穴圖是從眼眶下緣的「承泣穴」
到足2趾末梢的「厲兌穴」，共45穴。

二、胃經常用保健穴位

胃經從頭到腳共有45穴，家族龐大，面部10個穴位，胸部8個穴位，腹部12個穴位，大腿5個穴位，小腿到足趾10個穴位。胃經在面部和胸腹部的分布很密集，佔了總穴數的三分之二，可以看出胃經對於頭面部和胸腹部的重視。

透過經絡系統的連結，中醫無須痛哪裡治哪裡，而是「頭痛醫腳」，可以選用遠端的足部穴位來治療頭面胸腹部疾病。

胃經系統主要的病候是神志異常以及消化功能障礙，針對這兩種病症，我在此分為「捕夢網」和「健胃一條龍」兩組，遴選9個穴位跟大家介紹。

1. 人體捕夢網：厲兌穴

有一年到蘭嶼義診，得空逛街欣賞當地的手工藝品，其中有一個環形的網子，旁邊還吊著小貝殼，非常可愛，好奇詢問老闆說是「捕夢網」，聽說可以防止惡夢，當場買下，掛在家裡的樓梯間，但感覺對於防惡夢好像沒特別功用。

後來才知道，捕夢網原來是印地安人做為裝飾和避邪之用。印地安父母會將捕夢網掛在孩子的床頭，祈求平安，捕捉好運，驅除惡夢，讓孩子們可以甜美入夢。

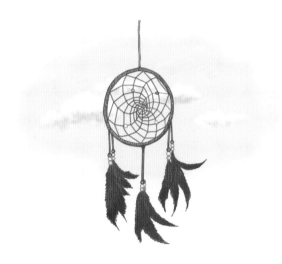
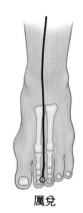

厲兌

捕夢網與厲兌穴

　　胃經經脈病候中出現十二經脈中獨有的一系列神志異常狀況，慈悲的人體也為我們在胃經掛上一個專用捕夢網，叫做厲兌穴。

　　厲兌穴（ST45）是胃經最後一個穴位，位於第 2 趾末稍外側，趾甲角的外緣處。

　　四肢末梢的穴位都屬於井穴，也都有很強的刺激作用，以開竅醒神。除此之外，本穴還具有很強的鎮靜安神效果，尤其是狂言亂語，噩夢連連，心神難安，莫名恐懼和少兒夜啼等。

厲兌這個穴名很有內涵。有人說「厲」代表噩夢，「兌」是八卦中代表沼澤的一卦，「厲兌」合起來就是掉進噩夢沼澤之意，做過惡夢的人都知道，深陷夢魘之中宛如掉進漩渦裡，難以抽身，更難清醒，字面解釋得很貼切。另外，依據中國人會隱晦特定字詞的習慣，我將之轉音為「厲鬼」，其意不說自明。這兩種說法殊途同歸，都點出它具有強烈的鎮靜安神作用。

足陽明胃經，顧名思義「陽明」是陽光明亮之意，守護在人體正面。如此陽光明亮的經絡，最後一個穴位卻稱為「厲兌」，很有意思。這種情況也見於足少陽膽經的竅陰穴和足太陽膀胱經的至陰穴。足三陽經陽氣很旺，它們最後與相表裡的陰經交接，這個最終交接點的穴名卻都很陰，也都能處理神志問題。這就是中醫特有的陰陽動態平衡觀，就像太極圖一樣，足陽經氣血由陽盛而衰交與陰經，以及在臟腑關係中五臟主導六腑的概念，聯結腑的陽經最後臣服於聯結臟的陰經。

胃經主幹線終止於厲兌穴，另有一條分支到足大趾交接脾經，脾經的起始穴稱為「隱白穴」，兩穴合用，臨床上常用艾灸，去除惡夢，寧心鎮靜安神的效果更好！如果家中沒有艾草，可以點香薰這兩個穴位。

2. 健胃一條龍：內庭—陷谷—下巨虛—豐隆—上巨虛—足三里—梁丘—天樞

　　保護胃腑是胃經最核心的功用。但是胃經有 45 個穴位，要如何選擇呢？回答這個問題之前，我們先介紹「經之所過，病之所治」的中醫理論，意思是只要是經脈所通過的部位，都具有治療該經脈疾病的能力，這是同一經絡上面的共同特質，就像是同父同母所生的孩子都有部分共

「健胃一條龍」穴位圖

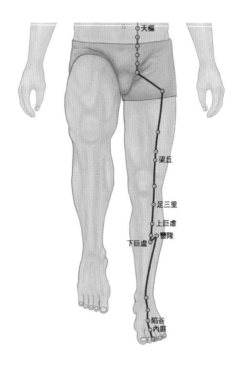

同的 DNA。經脈也像一條河流，河水在河裡流淌，流經的每個地方都接受這些河水。經脈裡流動的氣血類似河中流動的河水，在經脈裡循環無端。同一條經脈所過部位都接受這條經脈裡流動的氣血所濡養，經脈中流通的都是一樣的氣血，一旦該經絡或所聯屬的臟腑器官出現病變，則可藉著刺激經絡去調整改善。簡單來說，就是只要是自家人，就能解決自家事！所以，清官難斷家務事，唯有自家人才能解決。

即使是自家人，在共性之中，也有各自的特性，不會每個人都一樣。穴位也是如此。

穴位的特性跟它所在的位置息息相關，中醫據此特性整理出「特定穴」概念。也就是說，在人體某些特定部位的穴位，尤其位於四肢肘膝關節以下的部位，具有至少兩個特性：一個是所屬經絡的特質，一個是這個部位的特質。這些穴位就稱為「特定穴」，它們具有比較明顯強大的功效，成為大家耳熟能詳的常用保健或治療穴，例如大腸經的合谷穴、胃經的足三里穴等，都屬於特定穴。（本書是經絡書，不是穴位書，囿於篇幅，無法詳述穴位資料，請自行查閱相關書刊。）

我們回歸到胃經的核心功能是要保護胃腑，依據特定穴的概念，加上胃的重要性和現代人胃病很多，特別選用八個擅長照顧胃腑的穴位，連成一條守護線，稱為「健胃一條龍」，成員為：內庭—陷谷—下巨虛—豐隆—上巨虛—足三里—梁丘—天樞。

內庭穴（ST44）：位在第 2-3 趾的趾縫上。

內庭穴為滎穴，善於治療身熱，因此有清瀉胃火的功效，可治療經脈病候中胃熱所引起的「溫淫，汗出，脣胗」「氣盛則身以前皆熱，其有餘於胃則消穀善饑，溺色黃」。

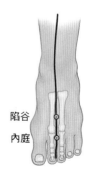

陷谷

內庭

陷谷穴（ST43）：位在足背第 2 — 3 跖骨之間凹陷如谷處。

陷谷穴為輸穴，善於治療身體的沉重感和關節痠痛，加上「陷谷」之名，功效如其名，對於高腫者能使之陷，可治療胃經路線上各種腫、脹、滿、重，甚至疼痛的情況，例如面腫、胸脹、胃滿悶、下肢沉重感、足背痛等。

豐隆穴（ST40）：位於從膝下三寸分出的小腿外線上，外踝尖與膝關節連線為 16 寸，豐隆穴就位在中點處，脛骨前緣外二橫指的地方。

本經絡脈簡稱「豐隆喉頭線」，豐隆穴是絡穴，主治咽喉、頭項部及小腿疾病，而且是治痰要穴。其他詳情，可參閱絡脈篇。

足三里穴（ST36）：位在犢鼻穴下 3 寸，脛骨前緣外一橫指（中指）處。古人稱三寸也叫做三里，所以本穴才稱為足三里穴。

簡易取穴法，就是手四指併攏，將食指貼在犢鼻穴，向下四橫指寬度，脛骨邊緣再向外一個中指寬度。

足三里穴為合穴，五行屬土，剛好跟胃的五行一致，土經的土穴，最能調理胃的功能，因此成為胃經代表穴，可以理脾胃，調氣血，護胃氣，補虛弱。無論是診治胃腑或胃經疾病，或平日保健，提升免疫力等都是首選穴位，既能治療疾病也能改善體質，有病治病，無病強身，治標又治本，自古以來就是強壯與長壽的要穴。

足三里穴也是古人常用的四總穴之一「肚腹三里留」，足三里穴成為治療腹部器官疾病的總司，包括消化系統疾病以及婦科系統。

大家會覺得奇怪，胃經也管婦科？

當然囉！首先從經絡循行來看，經脈胸腹部的「胃乳臍線」，經筋「聚於陰器」，都為胃與婦科系統建立連線。

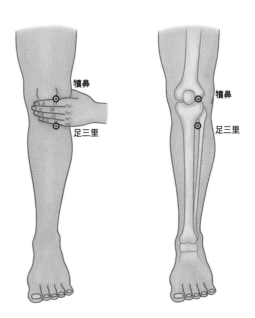

犢鼻

足三里

犢鼻

足三里

足三里穴簡易取穴法

從氣血角度來看，胃與脾同為氣血生化之源，經脈病候中提到胃經主血之所生病，女性的生理機能非常仰賴脾胃所化生的氣血，尤其是月經週期，還有懷孕與哺乳等，足夠的氣血才能維持正常的生理機能，這也是胃經經絡系統特別循行到乳、臍、陰器的原因之一吧！

上巨虛穴（ST37），**下巨虛穴**（ST39）：上巨虛位於足三里直下3寸，下巨虛位於上巨虛直下3寸。

胃經從膝關節的犢鼻穴開始，每下3寸就是一個穴位，排列順序是犢鼻穴—足三里穴—上巨虛穴—下巨虛穴。

前面介紹過，胃統領大腸小腸的工作，大小腸在胃經上各有一個下合穴，如此胃經就可同步管理大小腸的營養吸收和食物糟粕的處理工作。

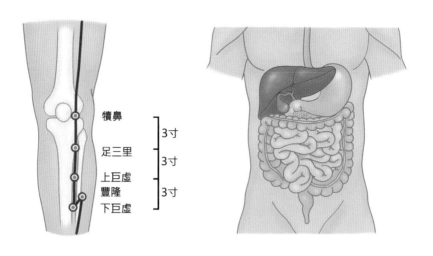

足三里與上下巨虛的位置是依據胃腸道在身體的部位決定。

胃在最上方，足三里位置也最高。大腸圍繞在小腸周圍，橫結腸橫過小腸的上方，所以上巨虛穴是大腸的下合穴，下巨虛穴是小腸的下合穴。可見早期中醫是了解人體內臟結構的。

足三里與上／下巨虛三穴就是胃腸系統最佳保健穴組。

梁丘穴（ST34）：位於大腿前面接近膝蓋外側處，屈膝，在髂前上棘與髕底外側端的連線上，髕底上 2 寸處。

簡易取穴法，膝蓋彎曲 90 度，在犢鼻穴上方，從膝蓋的髕骨頂端外緣向大腿方向推（股四頭肌外緣方向上推 2 寸，約 3 橫指寬），直到肌肉交接處就是本穴。許多久站或下肢長期用力的人，這個部位都會腫起來。

梁丘穴是治療急性胃痛、胃發炎的首選穴。因為梁丘穴是胃經的郄穴，郄穴為經脈氣血深集的地方，非常善於治療急性病和消炎止痛。平日可以用手掌在膝蓋外側上方按摩來保健。

周左宇老師曾用內庭、上巨虛、足三里和梁丘穴，治療一個急性乳腺炎案例，病情已經嚴重到必須趕緊前往醫院開刀。老師下完針之後，症狀當場緩解，日後未再發作。

這個處方運用胃經經過乳房的病位概念，以及乳腺炎屬於熱實證的病性思考，先以內庭穴瀉胃熱；乳房在人體上方，因為發炎而腫脹，使用「上巨虛」穴名中，有「上巨」使之「虛」的功效，足三里主胃經病，最後加上梁丘穴消炎止痛。周老師靈活運用中醫理論，以四兩撥千斤之法，瞬間解除病人多日的疼痛。（詳細內容可參閱《醫道精要》p.70）。

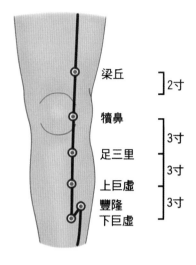

個人覺得「梁丘」這個穴名也很有意思。梁可以是「粱」，代表糧食和美食之意，丘是小山。梁丘合起來看，就隱含膏粱厚味導致脾胃腫起來的意思。臨床上常遇到脾胃脹滿的人，梁丘穴也跟著腫起，就可取本穴來治療。

天樞穴（ST25）：位在腹部的肚臍旁邊，肚臍向兩邊橫開 2 寸處。還有另外一種定位，乳頭與人體中線的距離是 4 寸，天樞穴就在乳頭向下，與肚臍向外，橫線交接處的 1/2 位置。另一簡便取穴法是在肚臍邊，用手三指橫幅去定位天樞穴。如下圖

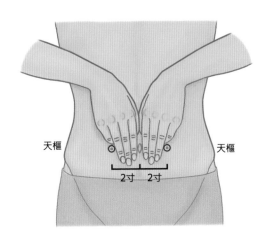

天樞穴是大腸的募穴，大腸之氣匯聚於此，大腸也位在天樞穴的附近，本穴類似下合穴的概念（因為大腸經沒有胸腹部的穴位），所以天樞穴就成為大腸在胃經的另一個反應區，可藉由天樞穴就近調理腸胃功能。

整體來說，健胃一條龍具有強健胃腸，清胃熱，消腫脹，化痰安神，通調脾胃和止痛的全面性功用。平日可以多加按揉或拍打。

胃經的
人生哲學

胃經三傑與君子三戒

本經總論中介紹過，大胃王家族中勢力最龐大的「胃經三傑」：弟弟是聰明哥，哥哥是型男主廚，老爸是高富帥熟男。

身為足陽明胃經家族成員，都具有多氣多血、強壯與慾望的胃經特質，如果不善加節制，很容易造成社會災難。

孔子在《論語》中提到君子有三戒：

「少之時，血氣未定，戒之在色；及其壯也，血氣方剛，戒之在鬥；及其老也，血氣既衰，戒之在得。」

「胃經三傑」剛好與「君子三戒」特質相似，也可借用穴位的概念來加以規範。

首先來看胃經三傑與君子三戒如何對應（見下圖），再以胃經四大系統說明胃經三傑與君子三戒的對應關係。

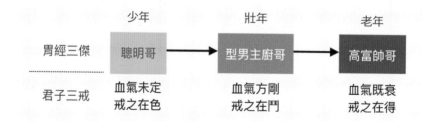

•血氣未定的少年兄聰明哥，屬於經筋系統，肌肉健壯，且聚於陰器，胃經的色慾部分容易被挑動，引起性衝動，因此戒之在色。

　•血氣方剛的壯年型男主廚哥，屬於經脈系統，負責受納腐熟水穀，吸收精微物質，氣血充足，由於經脈上行到頭面，容易看人不順眼，一言不合失去理智而起衝突，因此戒之在鬥。

　•血氣既衰卻依舊高富帥的熟男老爸，屬於經別系統，事業有成，但也有老年危機感，面對新生代，唯恐失去人生舞台及權勢，胃經的貪慾部分被啟動，越擔憂則貪嗔執著之心越重，因此戒之在得。

　熟諳人情世故的孔子早已提出「君子三戒」，而「胃經三傑」又該如何自我規範呢？

胃經四大系統循行經絡圖&君子三戒與胃經穴位對應關係圖

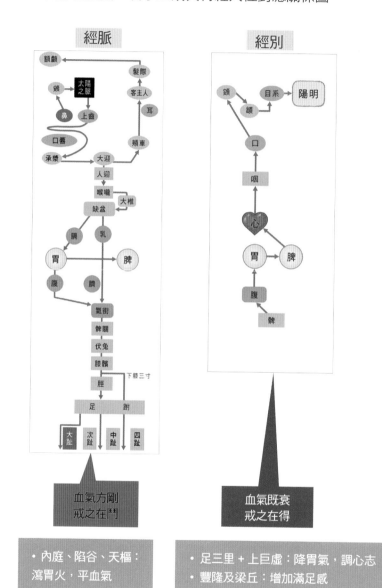

絡脈

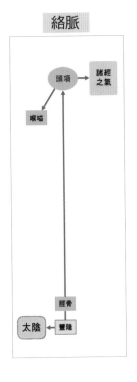

經筋

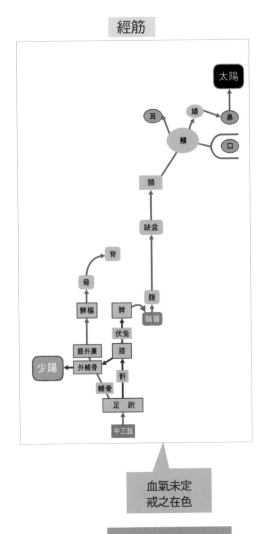

血氣未定
戒之在色

- 厲兌：治淫夢
- 下巨虛：減性慾

以胃經穴位來配合「君子三戒」

幸好胃經45穴中有許多可以配合「君子三戒」的穴位。

• 聰明哥戒之在色，可用厲兌穴治淫夢，下巨虛穴可使下部盛大者虛，減低性衝動。順便提醒男性朋友要慎用此穴，以免心有餘而力不足喔！

• 型男主廚哥戒之在鬥，可用內庭穴、陷谷穴和天樞穴瀉胃火，平血氣。

• 高富帥老爸戒之在得，可用足三里與上巨虛來降胃氣，調心志，降低貪慾；豐隆穴及梁丘穴都有飽滿之意，可增加滿足感。

中醫一直認為身心互相影響，心病可以從身體著手治療，以上的穴位組合就是最好的例子。

而且中醫的胃經竟然跟孔子的思想相合，可見大道到最高境界都是合一的。

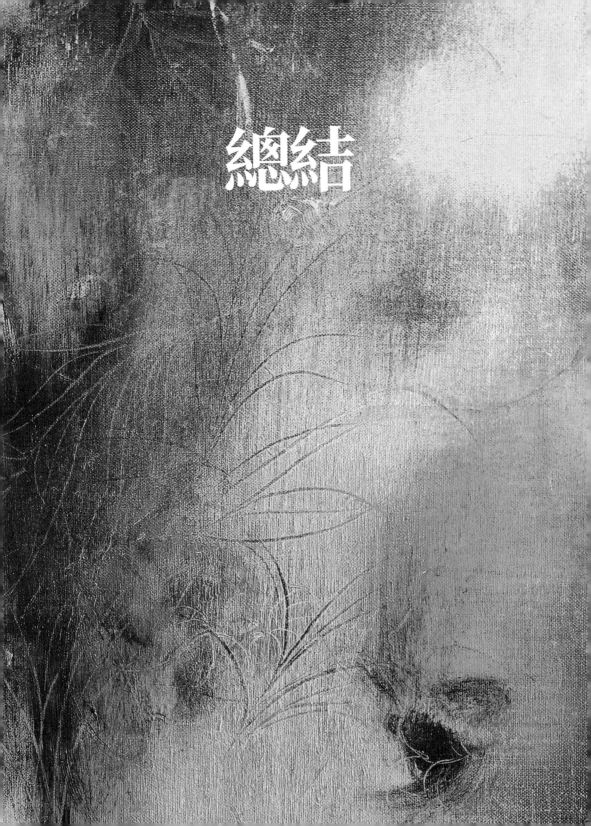

總結

行動派的陽明好兄弟是胼手胝足的先民寫照。早期台灣居民唯有身強體壯才能負荷生活重擔，他們早睡早起，頂著天光，勤奮工作，一肩挑起擔子，赤足行遍萬里路，期能謀得一家溫飽。

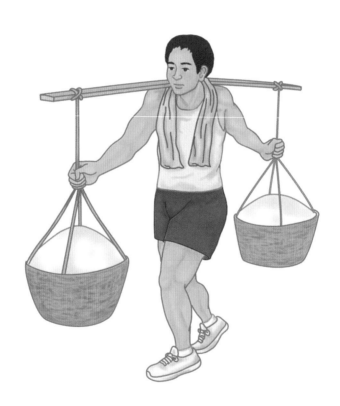

胃經與大腸經的生理機能

胃與大腸都屬於六腑，瀉而不藏，氣機以通降為主。胃經管理消化道上口，大腸經管理消化道下口，經由食物的一進一出，調節人體的氣機。大胃王兄弟聯手完成食物的消化、吸收與排泄，是謀得溫飽的第一要件。

1. 磨碎及咀嚼食物

胃經入上齒中，大腸經入下齒中，但都淺出環繞唇口，合起來看，陽明兄弟包覆全部牙齒與口唇，與食物的磨碎及咀嚼有關。另外，人類的下巴是可以上下、左右及向前活動的關節，大腸經在人中左右交叉的路線，與下牙齒的上下、左右及向前活動有關，因而能與上牙齒共同完成更精細的磨碎及咀嚼任務。

2. 啟動消化系統

人類的消化道是一條連接口腔和肛門的管道，這也約束了食物在體內的流動方向：從口腔往肛門方向進行，口腔是食物的上口及入口，肛門是食物的下口及出口。

當食物進到口腔，上下牙齒開始咀嚼食物，胃經及大腸經同時也輸

送訊息給所屬的器官——胃及大腸。口腔內的牙齒負責磨碎及咀嚼食物，味蕾接受到刺激，就會經過神經反射，促使胃開始分泌消化酵素，一旦食物抵達胃時，馬上可以展開消化的功能，然後再將半消化的食物送到小腸做完整的消化及吸收。剩下的殘渣夾雜水分進入大腸，做最後的再回收處理。殘渣慢慢累積成為糞便，送到直腸，最後由肛門排出。

如果把食物當做消化道的客人，胃經與大腸經的訊息內容大不相同。

•胃經傳給胃的訊息像是迎接及款待客人

食物（客人）已經進到口腔囉！趕緊分泌消化酵素，準備初步消化（款待）喔！

•大腸經傳給大腸的訊息像是打掃房子及清空場地

食物（客人）已經進到口腔囉！趕緊將腸道的殘渣向下推送（打掃房子），以便容納更多食物進來（清空場地）。

消化道就像一根吸管，上口與下口必須通暢，才能讓裡面的液體流動，尤其下口的順暢更是關鍵，這就是「有出才有入」的道理。如果有一端阻塞，液體也跟著停滯，進出不得，「沒有出就沒有入」，消化道亦然。

消化系統的胃、小腸及大腸都屬於臟腑系統的「腑」，氣機以「下降」為順，這與消化道的進行方向一致。如果腸道裡面長期充滿了食物殘渣，

難以排出，俗稱「宿便」，阻塞腸道，就會出現腹脹滿痛、食慾降低的現象。氣機阻滯久了，無法下行，只好向上衝逆，而出現噁心、打嗝、嘔吐，甚至難以進食的狀況。所以胃與大腸兩者一進一出的功能，合作無間，是維持消化機能很重要的因素。

胃經與大腸經的經絡分布

陽明好兄弟的經絡分布也是相輔相成。

1. 頭面部

首先，陽明主面，頭面部是兩經的重點部位。

大腸經集中分布在面部中線，掌管鼻、口、唇，還入耳內，以擴大胃經的功能；胃經則從中線繞行面頰上至額部，全面包覆面部，掌管五官和刺激食慾的色香味覺。

2. 四肢部位

陽明經多氣多血，手陽明大腸經分布在上肢陽面前線，足陽明胃經分布在下肢陽面前線，都是四肢肌肉最豐厚，也是活動最頻繁的部位。

陽明兄弟分布在四肢的正面，加上強健的手足結構，提供人類軀體

向前推進的力量，也是人類早期野外生活中，生命得以存活和繁衍後代的要件。而在現代繁忙生活中，健壯的陽明兄弟，體力充沛，企圖心強，加上頭好壯壯，耳聰目明，手腳俐落，仍是人生勝利組最佳拍檔。

3. 軀幹部位

胸腹部由強大的胃經經筋以鋪天蓋地之勢全面包覆。陽明雖然分布在人體正面，但是為了加強保護臟腑，也會循行至背部，如大腸經筋分布在上背部以保護肺臟，胃經經筋循行至中背部以保護脾胃。

陽明兄弟管理消化道的上口與下口，功能正常就能順利吃入，並能順暢排出。進出皆順，不只身體健壯，也會讓人睡得安穩。古人說「胃不和則臥不安」，良好的腸胃機能就有平穩的睡眠，像現代人大多有失眠問題，除了想用安眠藥助眠外，往往都忽略了腸胃功能失調的問題。

此外，陽明兄弟四肢發達，頭腦也不簡單喔！不只能讓人四肢健壯，還能刺激頭腦發育，並延緩老化，我們常說人活著就是要動，「活動」就是要動、能動，讓身體與腦部都能保持活絡，避免老化！

俗語說：能吃，能睡，能排，能動，就是人生一大福氣！這正是大胃王陽明好兄弟的最佳貢獻！

這個好福氣將延續到人生中最甜蜜幸福的經絡──脾經系統，敬請前進卷三！

國家圖書館出版品預行編目（CIP）資料

經絡解密. 卷二：強健體魄、延續生命的關鍵-
大腸經＋胃經 / 沈邑穎著 . -- 初版 . -- 臺北市
：大塊文化 , 2018.04
　　面；　公分 . --（Smile；147）
ISBN 978-986-213-882-3（平裝）

1. 經絡 2. 經絡療法

413.165　　　　　　　　　107003732

LOCUS

LOCUS